脑血管病防治从指南到实践系列丛书

Secondary Prevention of Ischemic Stroke and Transient Ischemic Attack
——From Guidelines to Clinical Practice

缺血性卒中与短暂性脑缺血发作二级预防
——从指南到实践

丛书主编　王拥军
主　　编　王春雪　秦海强

北京大学医学出版社

QUEXUEXING ZUZHONG YU DUANZANXING NAOQUEXUE FAZUO ERJI YUFANG——CONG ZHINAN DAO SHIJIAN

图书在版编目（CIP）数据

缺血性卒中与短暂性脑缺血发作二级预防——从指南到实践/王春雪，秦海强主编．—北京：北京大学医学出版社，2011.11

（脑血管病防治从指南到实践系列丛书/王拥军主编）

ISBN 978-7-5659-0174-4

Ⅰ．①缺…　Ⅱ．①王…②秦…　Ⅲ．①脑血管疾病—预防（卫生）　Ⅳ．①R743.301

中国版本图书馆 CIP 数据核字（2010）第 079549 号

缺血性卒中与短暂性脑缺血发作二级预防——从指南到实践

丛书主编：王拥军

本书主编：王春雪　秦海强

出版发行：北京大学医学出版社（电话：010-82802230）

地　　址：（100191）北京市海淀区学院路 38 号　北京大学医学部院内

网　　址：http://www.pumpress.com.cn

E - mail：booksale@bjmu.edu.cn

印　　刷：北京瑞达方舟印务有限公司

经　　销：新华书店

责任编辑：高　瑾　　**责任校对**：金彤文　　**责任印制**：苗　旺

开　　本：850mm×1168mm　1/32　　**印张**：4.75　　**字数**：128 千字

版　　次：2012 年 1 月第 1 版　2012 年 1 月第 1 次印刷

书　　号：ISBN 978-7-5659-0174-4

定　　价：15.00 元

序

临床医生在学习如何治疗疾病时，经历了几个阶段。起初的治疗知识多来源于教材，针对某种疾病，教材提供了多种治疗方案，这些治疗方案大多是根据疾病的病理生理机制推导的。然而，由于没有临床试验的检验，无法准确预测出各种治疗方案的有效性和危害性。这时，医生会自然而然地开始关注和学习各类指南，指南是建立在临床试验证据之上的，对各种治疗方案进行临床检验，从而推荐出最佳医疗措施。这样，医生在选择治疗方案时，就有了方向性，可以增强治疗的效果，减少药物的副作用和治疗花费。但是，在临床工作中，光有指南是不够的，按照什么样的流程来开始治疗、停止治疗或换用其他治疗方案，以及如何来监测治疗效果或副作用，需要一定的流程图、临床路径、表格、示意图等临床工具，这些临床工具可以帮助临床医生更加有效、准确地把指南应用于临床。

本丛书的目的在于帮助临床脑血管病医生“学习”和“实践”指南。丛书分为《短暂性脑缺血发作的诊断与治疗》、《缺血性卒中的早期诊断与治疗》、《脑出血的诊断与治疗》、《蛛网膜下腔出血的诊断与治疗》、《缺血性卒中与短暂性脑缺血发作二级预防》、《脑血管病的血管内治疗》、《脑血管病的康复》等各个分册。各个分册中，首先搜集了典型的临床试验，这些是指南的基础。其次对比了不同国家的指南推荐意见，由于颁布时间、选用的临床试验、证据分级和推荐级别标准、专家意见的不同，各个国家的指南推荐意见不尽相同，对比不同国家指南推荐意见的异同，可以更加全面、深入地了解指南。最后，选择了临床上常用的一些实用工具，以更有效地把指南应用于临床。

本丛书的作者多是中青年学者，他们思维缜密，精力充沛，能够很好地跟踪国内外学术热点。他们在繁忙的日常工作中花费大量时间和精力来整理资料，内容具有一定的深度，且实用性很强。但是，由于脑血管病临床试验众多，新的试验结果层出不穷，各个国家的指南更新较快，难免出现一些遗漏。同时，由于水平的限制，也会出现一些不足和错误之处，恳请读者指正，以便再版时完善！

王拥军

2011 年 9 月

前　言

2010年2月出版了《中国缺血性脑卒中和短暂性脑缺血发作二级预防指南》（以下简称2010年《指南》），针对成年缺血性脑血管病二级预防给予了最新的指导性建议。此指南是在2005年版《中国脑血管病防治指南》的基础上，采用了最新的临床试验修订而成，并且首次对推荐的强度和证据的级别进行了描述，客观地呈现出目前医学发展的结果。

国内外的研究已表明，根据指南指导临床实践，可以改善患者的预后，提高患者的生活质量，并且减少治疗的相对费用（达到同等疗效的花费较低）。然而，2010年《指南》的颁布仅仅是一系列工作的开始，在临床实践中要避免两个错误。一是避免生搬硬套指南的内容，指南中的意见仅针对特定的人群和特定的疾病，超出这一范围，其意见可能并不适用。二是避免“忽视”指南，仅凭个人经验来用药。指南中的意见参照了循证医学证据，是对他人工作经验的总结，科学性较强，合理应用这些证据能够达到最佳的治疗效果，并且出现较少的副作用。

本书的目的是帮助临床医师在临床实践中更好地理解和运用指南。主要从三个层次介绍。首先，对2010年《指南》中循证医学证据进行了补充，完善了临床试验的设计类型、规模、选择人群、结果等的介绍；其次，对比了多个国家的指南推荐意见，从中可以清楚地看出中外推荐意见的异同；第三，提供了一些常用的临床工具，如诊断和治疗方法、流程图、临床路径等，促进在临床实践中更好地应用指南。

在写作过程中，不断地涌现出新的临床试验和指南，本书作者虽然尽力追踪这些进展，但肯定还存在一些不足之处。由于对不同国家指南中的推荐意见进行横向对比，可能有部分建议被断章取义。另外，作者多是中青年学者，水平有限，书中还存在一些缺点和不妥之处，诚挚地希望读者批评指正。

编　者
2011 年 4 月

目　录

第1章　危险因素控制 …………………………………………… (1)
第一节　高血压 ………………………………………………… (1)
第二节　糖代谢异常 ………………………………………… (13)
第三节　血脂异常 …………………………………………… (30)
第2章　大动脉粥样硬化患者的干预治疗 ……………… (50)
第一节　颈动脉内膜剥脱术 ……………………………… (50)
第二节　颅内外动脉狭窄的血管内治疗 ………………… (55)
第3章　心源性脑栓塞的抗栓治疗 ……………………… (67)
第一节　心房颤动 …………………………………………… (67)
第二节　急性心肌梗死和左心室血栓 …………………… (71)
第三节　瓣膜性心脏病 ……………………………………… (73)
第四节　心肌病与心力衰竭 ……………………………… (77)
第五节　心源性脑栓塞的抗栓治疗的临床工具 ……… (80)
第4章　非心源性缺血性卒中/短暂性脑缺血发作的抗栓治疗 ……………………………………………………… (88)
第一节　抗血小板药物在非心源性缺血性卒中/短暂性脑缺血发作二级预防中的应用 ………………… (88)
第二节　抗凝药物在非心源性缺血性卒中/短暂性脑缺血发作二级预防中的应用 ……………… (103)
第5章　其他特殊情况下卒中患者的治疗 …………… (112)
第一节　动脉夹层 …………………………………………… (112)
第二节　卵圆孔未闭 ………………………………………… (115)
第三节　高同型半胱氨酸血症 …………………………… (119)
第四节　其他特殊情况下卒中患者治疗的临床工具 … (122)
附录1　不同国家指南推荐强度和证据水平标准 ……… (132)
附录2　常用化验数据及换算 …………………………… (140)

第 1 章

危险因素控制

第一节　高血压

一、卒中后血压管理的循证医学证据

高血压是卒中/短暂性脑缺血发作（TIA）的主要危险因素，无论收缩压和舒张压升高均与卒中/TIA 的发生密切相关。中国近年来由于社会经济的快速发展和人们生活方式的变化，高血压的患病率有明显增长的趋势。据 2002 年全国调查资料显示，成人高血压患病率为 18.8%，估计高血压患病总人数达 1.6 亿人，较 1991 年全国调查资料中高血压患病率的 13.5%上升了 31%[1]。2005 年《中国高血压防治指南》指出[2]，血压与卒中发病危险呈对数线性关系，基线收缩压每增加 10 mmHg，卒中发病相对危险增加 49%，舒张压每增加 5 mmHg，卒中危险增加 46%。东亚人群分析结果显示，在我国和日本人群中高血压对卒中发病影响强度为西方人群的 1.5 倍。2002 年的调查中，中国人群高血压知晓率仅为 30.2%，治疗率为 24.7%，控制率为 6.1%，与以往比较有所提高，但仍处于较差水平。同时期美国高血压的知晓率、治疗率和控制率目前已经达到 70%、59%和 34%。

关于卒中/TIA 患者二级预防中降压治疗的作用，近十几年来的循证医学研究证实了在卒中/TIA 二级预防中抗高血压治疗

可使患者获益。一项系统评价集中分析了降压治疗与卒中和其他血管性事件二级预防之间的相关性。研究包括 PATS（研究药物为吲达帕胺），HOPE（研究药物为雷米普利）和 PROGRESS（研究药物为培哚普利，联用/不联用吲达帕胺）。这一分析包括 7 项已发表的随机对照试验，总样本量为 15 527 例（包括缺血性卒中、脑出血或 TIA 患者），在发生相应事件后 3 周至 24 个月随机分组，随访 2～5 年。抗高血压药治疗能使所有复发性卒中、非致死性卒中、心肌梗死和所有血管事件显著减少，致死性卒中和血管性死亡的降低尽管不显著，但也呈下降趋势[3]。2007 年《欧洲高血压指南》[4]指出，在有卒中/TIA 病史的患者，降压治疗可以显著降低卒中的复发率，也可以降低相关心血管事件的高发风险。对所有高危和极高危的高血压患者（包括心肌梗死后、卒中、肾功能不全、蛋白尿患者），推荐的降压治疗的目标应至少＜130/80 mmHg。

中国卒中后抗高血压治疗研究（PATS）[5]于 1995 年发表结果，该研究入选了 5665 例有脑血管病史的患者，应用吲达帕胺降压治疗随访 2 年后结果显示，治疗组较安慰剂对照组血压下降 6/3 mmHg（收缩压/舒张压，下同），卒中再发危险降低 27%（5.6% *vs.* 7.7%，$P<0.001$），但冠心病事件和总死亡率两组无显著性差异。这一结果首次在国际上证实了降压治疗对卒中二级预防的益处。

PROGRESS 研究（Perindopril Protection against Recurrent Stroke Study）[6]于 2001 年发表结果，入选了全球 10 个国家的 172 个临床中心的 6000 余例卒中/TIA 患者，中国也有 26 个医疗机构的 1520 例患者入选。在这项随机、双盲、安慰剂对照的研究中，观察了应用培哚普利（或加用吲达帕胺）降压治疗对卒中复发事件的影响，随访期为 4 年，主要终点为卒中事件。结果治疗组比对照组总体血压降低了 9/4 mmHg，卒中复发率降低了 28%（10% *vs.* 14%，$P<0.001$）。亚组分析显示，降压治疗对伴高血压或非高血压的脑血管病患者均有益；对有出血性或缺血

性卒中病史者也有益。这项具有里程碑意义的循证医学研究结果为卒中/TIA二级预防抗高血压治疗提供了非常重要的依据。

在PROGRESS研究的中国亚组中，1520例患者随机进入治疗组和安慰剂组（762 *vs.* 758），结果治疗组卒中复发率较对照组有着比国际总体水平更显著的减少（8.8% *vs.* 19.4%），相对危险下降55%（$P<0.001$）。同时，心肌梗死发生率、心血管死亡率、总死亡率均明显下降。降压治疗在卒中/TIA二级预防中使中国患者获益更大，可能与脑血管病在中国人口中发病率较欧美人群更高有关[7]。

《欧洲高血压指南》指出，在PROGRESS研究的附加分析中显示了降压幅度较使用何种药物在卒中二级预防中更重要，联合应用培哚普利与吲达帕胺降低了12.3 mmHg的收缩压，可降低卒中达43%（包括36%的缺血性卒中事件和76%的出血性卒中事件），而单用培哚普利只降低了很少的收缩压及5%的卒中事件，结果没有显著性差异。

HOPE研究组（The Heart Outcomes Prevention Evaluation Study）[8]1999年公布结果，该研究为随机、双盲、安慰剂对照设计，共纳入9500余例患者（其中有1000例左右的卒中患者），观察应用雷米普利降压治疗后主要终点事件（心血管死亡、心肌梗死和卒中）发生情况。随访5年时因治疗组的显著获益而提前结束研究，结果显示全部患者的卒中发生率在治疗组比对照组降低了32%，而卒中患者的主要终点事件在治疗组比对照组减少了24%。

ACCESS研究（Acute Candesartan Cilexetil Evaluation in Stroke Survivors）[9]中随机分组观察了324例伴有高血压的急性卒中患者1周内应用坎地沙坦后的治疗效果，结果显示病死率在3个月时两组无显著差异，而12个月时坎地沙坦组的死亡率显著降低。但由于该试验未能完整进行，其发生机制尚待探讨。

2008年5月发表结果的PRoFESS研究[10]是迄今为止全球规模最大的卒中二级预防试验，总共纳入了35个国家695个医院的20332例缺血性卒中患者，随机分配入组，在高血压治疗组中分别接受替米沙坦和安慰剂治疗，主要终点为卒中的复发时间。结果两组主要终点无显著性差异，卒中复发率无显著性差异（8.7% *vs.* 9.2%，$P>0.05$）。

钙通道阻滞剂（CCB）在预防卒中方面，除可降压之外还有抗动脉粥样硬化作用，在中国应用较广。直接比较CCB与其他药物在卒中二级预防中的作用的文献较少，MOSES（Morbidity and Mortality after Stroke，Eprosartan Compared with Nitrendipine for Secondary Prevention）研究中，随机入组1405例患者，用血管紧张素受体拮抗剂（依普沙坦）或钙通道阻滞剂（尼群地平）治疗，二组的降压效果相当，但在血管紧张素受体拮抗剂（ARB）治疗组中，脑血管事件减少（发生密度比为0.75，95%CI 0.58～0.97）[11]。但是一项研究中，汇总3项试验的21094例患者（其中2项研究中包含有39例卒中或TIA患者），CCB较ARB有明显优势（OR 0.84，95%CI 0.73～0.97）[12]。另外一些以心血管事件为主要终点的试验中，卒中为研究的次要终点事件。在VALUE（The Valsartan Antihypertensive Long-term Use Evaluation）研究中，氨氯地平较血管紧张素受体拮抗剂，卒中事件减少15%，其中包含3014例卒中/TIA患者[13]。在ASCOT-BPLA（Anglo-Scandinavian Cardiac Outcomes Trial-Blood Pressure Lowering Arm）研究中，氨氯地平组较阿替洛尔组卒中发生率降低23%，其中包含两千多例卒中/TIA后的患者[14]。一些荟萃分析也显示，钙通道阻滞剂较利尿剂/β受体阻滞剂（OR 0.92，95% CI 0.85～0.99）、血管紧张素转化酶抑制剂（OR 0.86，95% CI 0.74～0.99）能更加减少卒中事件[15]。

在我国人群及亚洲人群中，抗高血压治疗对卒中/TIA二级预防作用的资料还很少，有待获得更多的循证医学证据。基于这些考虑作出以下推荐。

二、各国关于卒中后血压管理的推荐建议

各国在卒中后血压管理方面的推荐建议见表 1-1。

表 1-1　不同国家在血压管理方面的推荐建议的比较

指南来源	推荐意见
《中国缺血性卒中和短暂性脑缺血发作二级预防指南 2010》[16]	对缺血性卒中/TIA 患者建议进行抗高血压治疗以降低卒中和其他血管事件复发的风险。在参考高龄、基础血压、平时用药、可耐受性的情况下，降压目标一般应该达到≤140/90 mmHg，理想应达到≤130/80 mmHg。 降压治疗预防卒中/TIA 复发的益处主要来自于降压本身，某些降压药物可能存在降压之外的获益。建议选择单药或联合用药进行抗高血压治疗。具体药物的选择和联合方案应个体化。
美国心脏病学会/美国卒中协会卒中委员会 AHA/ASA《美国缺血性卒中或短暂性脑缺血发作患者的卒中预防指南》[17]	①缺血性卒中或 TIA 患者，出于预防复发性卒中和预防其他血管事件的目的，推荐在发病超过 24 h 后方可降压（Ⅰ类，A 级证据）。 ②因为有或无高血压病史的人都能获益，所以对于所有缺血性卒中或 TIA 患者都考虑适度降压是合理的（Ⅱa 类，B 级证据）。 ③绝对的目标血压水平和降低程度不确定，应当个体化，但血压平均降低大约 10/5 mmHg 可以获益，《美国预防、检测、评价和治疗高血压全国联合委员会第七次报告》（JNC-7）认为正常血压水平是＜120/80 mmHg（Ⅱa 类，B 级证据）。 ④改善某些生活方式有助于降低血压，并可作为综合降压治疗的一部分（Ⅱa 类，C 级证据）。这些改变包括限盐，减轻体重，摄取富含水果、蔬菜和低脂肪产品的饮食，规律的有氧体力活动以及限制酒精摄入。能使患者达到推荐的血压下降水平的最佳药物尚不确定，因为药物间的直接比较很有限。现有的数据提示利尿剂以及利尿剂与血管紧张素转化酶抑制剂（ACEI）合用是有用的（Ⅰ类，A 级证据）。 ⑤降压药物和目标值的选择应当个体化。根据药物特性、作用机制以及患者合并疾病（如颅外脑血管闭塞性疾病、肾功能损害、心脏病和糖尿病）所需进行选择（Ⅱa 类，B 级证据）。

续表

指南来源	推荐意见
2008年欧洲卒中组织执行委员会和欧洲卒中组织写作委员会《缺血性卒中及短暂性脑缺血发作治疗指南》[18]	建议定期监测血压。建议急性期后降低血压，其中也包括正常血压患者（Ⅰ类证据，A级建议）。
新西兰《短暂性脑缺血发作评估和处理指南》[19]	无论正常血压或者高血压，除非有症状性低血压的禁忌证，所有TIA患者均需要降压治疗。就诊之初即应启动降压治疗，但是血压不能过快降低。 良好的降压水平多通过联合用药达到。血管紧张素转化酶抑制剂和噻嗪类利尿剂是理想的用药组合。没有明确的绝对的目标血压水平，血压水平应该个体化，但是平均血压下降大约10/5 mmHg可以获得益处，正常的血压水平被定义为<120/80 mmHg。 个体的血压水平的调控需要考虑药物的剂量和数量，以及共患病和体质虚弱的情况，尤其是老年人。
加拿大阿尔伯塔省卒中策略——卒中二级预防[20]	推荐缺血性卒中或者TIA患者应用抗高血压药，既可以预防再发卒中，也可以预防其他血管事件。超急性期除外（A级证据/Ⅰ级推荐）。 推荐缺血性卒中或者TIA患者降压治疗目标为<140/90 mmHg（在家测量或自动血压仪测量值为135/85 mmHg）（C级证据）。 卒中患者优先选用血管紧张素转化酶抑制剂或联用利尿剂。选择降压药和目标血压取决于其他伴随合并症（如冠心病、充血性心力衰竭、肾功能不全、糖尿病等）（B级证据/Ⅰ级推荐）。有关血压测量的方法、频率以及降压药物的选择，请参考《加拿大高血压教育计划（CHEP）指南》。 改变多种生活方式可以降低血压。建议高血压病患者或高血压高危人群改变生活方式（C级证据/Ⅱ级推荐）。

续表

指南来源	推荐意见
澳大利亚卒中患者临床处理指南[21]	所有卒中和 TIA 患者，无论血压正常还是高血压，都应接受降压治疗，除非有症状性低血压禁忌（A 级推荐）。 卒中或 TIA 住院患者新的降压治疗应当在出院前开始，对于未收入院的 TIA 患者，则应在 TIA 发作后立即开始（B 级推荐）。

三、卒中后血压管理的临床工具

（一）成人血压水平的定义和分类[22]（表 1-2）

表 1-2　推荐的血压水平的定义与分类

分类	收缩压（mmHg）		舒张压（mmHg）
最佳血压	＜120	和	＜80
正常血压	＜130	和	＜85
正常偏高血压	130～139	和（或）	85～89
高血压Ⅰ级	140～159	和（或）	90～99
高血压Ⅱ级	160～179	和（或）	100～109
高血压Ⅲ级	≥180	和（或）	≥110
单纯收缩期高血压	≥140	和	＜90

注：当收缩压和舒张压分属不同级别时，以较高的分级为准。

（二）诊所血压测量的实施方法[23]

1. 设备

（1）听诊方法使用已经校正过的水银血压表或血压表。也建议使用准确性已得到证实的电子血压计*。

（2）使用符合日本工业化标准的袖带橡胶袋，宽度 13 cm，长度 22～24 cm。

儿童袖带用于手臂周长＜27 cm 的儿童。当手臂粗（手臂周长≥34 cm）时，可使用成人的大袖带。

2. 测量条件

（1）在室温下、安静舒适的环境中进行。

（2）坐位休息几分钟，腿不交叉。

（3）不说话。

（4）测量前应避免吸烟和饮酒/喝咖啡。

3. 测量方法

（1）手臂袖带保持在心脏水平。

（2）袖带要迅速膨胀。

（3）袖带放气速度每心跳或每秒 2～3 mmHg。

（4）用听诊方法，第一柯氏音血压视为收缩压，第五次柯氏音为舒张压。

4. 频率测量

（1）在初次就诊时，间隔 1～2 min 进行两次或更多次测量。

（2）当两次测量的结果明显不同时，需要额外增加测量次数。

5. 评价

（1）提供稳定血压值⁺的两个测量的平均值为诊所血压值。

（2）作出高血压的诊断，应根据至少在两个不同场合所测的血压结果而得出。

6. 其他需要注意事项

（1）首次就诊时，应测量双侧血压。

（2）袖带不应绑在厚衬衫或夹克上。此外，上臂不应该被卷上的袖子压迫。

（3）对糖尿病患者或老年人，应测量站立 1～3 分钟内的血压以确认是否存在直立低血压。

（4）检查者经过全面测量培训，听力足以完成听诊。

（5）也必须测量和记录脉率。

注：* 最近，有建议应当使用电子血压计，其原因是水银对环境的污染、水银柱准确性管理困难和血压表的误差。此外，配备了电子模拟柱的混合血压计可以代替汞血压计。在候诊室使用自动滚动式血压计，应在充

分的指导下进行测量，以避免误差。

+稳定血压值是指测量值间的差异小于 5 mmHg。

（三）家庭血压测量的实施方法

1. 根据袖带脉冲式的方法，使用上臂袖带设备。

2. 测量条件

基本条件

a. 上午：醒后 1 小时内、小便后、上午给药前、早饭前、坐位休息 1～2 分钟后。

b. 夜间：睡前、坐位休息 1～2 分钟后。

选择条件

a. 根据指示：晚饭前、晚上服药前、洗澡前、饮酒前。

b. 其他（如有必要）：在节假日白天症状出现时、晚上睡觉时可使用某些设备测量。

3. 测量频率：每个场合 1～3 次*。

4. 测量时间：放气速度应慢。以每秒使水银柱下降 2～4 mmHg为宜。

5. 记录：记录所有测量值。

注：*不要求太多次测量。

（四）降血压治疗——改变生活方式[23]

1. 限盐（<6 g/d）。

2. 增加水果和蔬菜摄入量*，减少胆固醇和饱和脂肪酸摄入量，增加鱼（鱼油）的摄入量。

3. 保持适度的体重

体质指数（体重/身高^2<25 kg/m^2）。

4. 锻炼

对于无心血管疾病的高血压患者，适度进行有氧锻炼，锻炼的频率≥30 min/d。

5. 限制饮酒

男≤20～30 ml/d（乙醇），女≤10～20 ml/d（乙醇）。

6. 戒烟

注：综合的生活方式的调控效果更佳。

* 考虑到高钾血症的缘故，对于严重肾衰竭的患者不推荐大量摄入水果和蔬菜。对于需要严格控制能量摄入的肥胖和糖尿病患者不推荐摄入太多的含果糖的水果。

（五）几种主要降压药物的适应证[23]（表 1-3）

表 1-3 常用降压药物主要适应证比较

	钙通道阻滞剂	ARB/ACEI	利尿剂	β受体阻滞剂
左心室肥大	●	●		
心力衰竭		●[a]	●	●[a]
预防心房颤动		●		
心动过速	●[b]			●
心绞痛	●			●[c]
心肌梗死后		●		●
蛋白尿		●		
肾功能不全		●	●[d]	
脑血管疾病慢性期	●	●	●	
糖尿病/代谢综合征[e]		●		
老年患者	●[f]	●	●	

注：[a]初始给药必须从小剂量开始，后谨慎逐渐增加给药剂量（滴定方法）；

[b]非二氢吡啶类钙通道阻滞剂；

[c]必须谨慎用于冠状动脉痉挛性心绞痛；

[d]袢利尿剂；

[e]代谢综合征；

[f]二氢吡啶类钙通道阻滞剂。

（六）几种主要降压药物的副作用[23]（表 1-4）

表 1-4　常用降压药物的禁忌证和慎用情况

	禁忌证	慎用
钙通道阻滞剂	心动过缓（非二氢吡啶类），心力衰竭	
ARB	妊娠 高钾血症	肾动脉狭窄[a]
ACEI	妊娠 血管神经性水肿 高钾血症	肾动脉狭窄[a]
利尿剂	痛风 低钾血症	妊娠 糖耐量减低
β受体阻滞剂	哮喘 显著性心动过速	糖耐量减低 阻塞性肺部疾病 周围动脉疾病

（七）治疗高血压急症的静脉用药[23]（表 1-5）

表 1-5　常用静脉降血压药物的比较

药物	用法用量	起效时间	维持时间	不良反应与注意事项	特别适应证
血管扩张剂					
尼卡地平	静脉滴注（静滴）0.5～6 μg/（kg·min）	5～10 min	15～30 min	心动过速、头痛、面红、局部静脉炎	大多数急症，注意高颅压和急性冠状动脉综合征
地尔硫䓬	静滴 5～15 μg/(kg·min)	5 min 之内	30 min	心动过缓、房室传导阻滞、窦性停搏等，不稳定型心绞痛者要小剂量应用	除急性心力衰竭外的大多数急症

续表

药物	用法用量	起效时间	维持时间	不良反应与注意事项	特别适应证
硝酸甘油	静滴 5～100 μg/（kg·min）	2～5 min	5～10 min	头痛、呕吐、心动过速、高铁血红蛋白血症，必须避光。	急性冠状动脉综合征
硝普钠	静滴 0.25～2 μg/（kg·min）	即刻	1～2 min	恶心、呕吐、心动过速，大剂量时有氰酸盐毒性，必须避光	大多数急症，注意高颅压和肾功能不全
肼屈嗪	静脉推注（静推）10～20 mg	10～20 min	3～6 h	心动过速、面红、头痛、加重心绞痛、持续低血压	子痫（非首选）
拟交感神经药物					
酚妥拉明	静脉注射 1～10 mg，首次在静滴后静推 0.5～2 mg/min	1～2 min	3～10 min	心动过速、头痛等	嗜铬细胞瘤、儿茶酚胺过量
普萘洛尔	静推 2～10 mg（每分钟 1 mg）后改为静脉滴注（每 4～6 小时 4 mg）			心动过缓、房室传导阻滞、心力衰竭等	其他药物诱导的心动过速
如果发生肺水肿、心力衰竭、体液潴留或者产生耐药性，应该联合应用呋塞米或者卡培立肽。					

（八）不同降压药物之间的联合使用[23]（图 1-1）

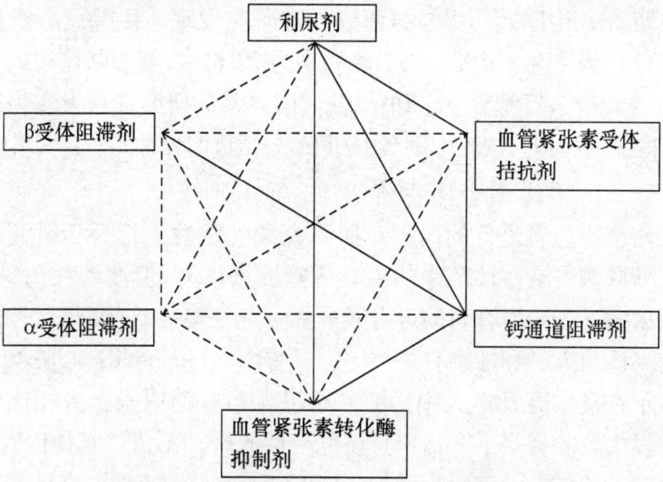

图 1-1　不同降压药物之间的联合使用示意图

注：实线表示在一般人群中推荐可以联合使用的药物。方框表示与对照组相比证实能够获益的药物。

第二节　糖代谢异常

一、卒中后糖代谢异常管理的循证医学证据

糖代谢异常的类型包括空腹血糖受损（IFG，空腹血糖 6.1～7.0 mmol/L，餐后 2 h 血糖＜7.8 mmol/L）、糖耐量减低（IGT，空腹血糖＜6.1 mmol/L，餐后 2 h 血糖 7.8～11.1 mmol/L）以及糖尿病（空腹血糖≥7.0 mmol/L，餐后 2 h 血糖≥11.1 mmol/L）[24-25]。我国糖尿病的患病率逐年增多，1980 年中国 14 省市 30 万人流行病学调查显示糖尿病患病率为 0.67%[26]；1994 年中国 19 省市 21 万人调查显示 25～64 岁年龄段糖尿病患病率为 2.5%，IGT 为 3.2%[27]；2002 年全国营养和糖尿病流行病学调查显示，我国 18 岁以上人口中糖尿病患病率城市为 4.5%，农村为 1.8%[28]。我国城市人口 40 岁以上 IFG、IGT 及糖尿病与心/脑血管事件风险的关

系密切[29]；中国冠心病与糖调节异常研究发现，住院冠心病患者中 IFG 患病率为 4.7%，IGT 患病率为 32.6%，新诊断糖尿病概率为 26.9%[30]。目前卒中/TIA 与糖代谢异常的研究资料大多为西方发达国家所报道，缺乏中国卒中/TIA 与糖代谢异常的研究资料。

（一）糖代谢异常与卒中的流行病学

对卒中患者进行的病例对照研究和前瞻性流行病学研究已经证实糖尿病是缺血性卒中的独立危险因素，RR 值波动在 1.8～6，因糖尿病死于脑血管病的患者较非糖尿病患者多 2～4 倍，但危险度的高低与人种和性别有关[31-33]。檀香山（Honolulu）心脏项目结果显示在夏威夷日本人中，糖尿病患者与非糖尿病患者相比脑血栓的发生风险提高了 2 倍，且该危险性的增加不依赖其他因素[34]。糖负荷试验的欧洲流行病调查（DECODE）研究表明，女性糖尿病患者发生卒中死亡的相对危险度是 4.57，提示糖尿病是卒中死亡的重要危险因素，但该研究未显示男性患糖尿病与卒中死亡有明显关联[35]。苏格兰居民中女性糖尿病患者发生卒中的相对危险度是 2.83，而糖尿病与男性发生卒中无明确关联[36]。Framingham 研究将糖尿病与其他危险因素独立存在视为卒中的重要危险因素，发现在美国白种人中，糖尿病患者的卒中相对危险度在男性为 2.18，女性为 2.17。研究还发现，2 型糖尿病患者发生卒中的时间较非糖尿病患者要早 10 年[37]。对女性而言，2 型糖尿病和心血管疾病是致死性卒中的等危因素[33]。

欧洲一项研究纳入了 14 432 例 40～97 岁的糖尿病患者，历时 4 年的队列研究显示：每年每 2000 例糖尿病患者中有 15 例会发生卒中[31]。在卒中患者中 20%的人患有糖尿病，糖尿病对卒中的预后也有显著的不良影响，可使其致残率和病死率明显升高[32]；糖尿病也是 TIA 早期（发作后 30 天内）发生卒中的独立危险因素和晚期（发作 30 天以后）出现卒中复发或其他血管事件的危险因素[38-39]。荟萃分析显示非糖尿病的高血糖卒中患者的 30 天死亡率增加了 3 倍，而既往有糖尿病史而目前血糖控制良好的卒中患者 30 天死亡率只增加了 2 倍[40]。高血糖对不同病理类型的脑梗死影响目前仍存在争议，TOAST 研究发现高血糖对腔隙性脑梗死患者影响小，另有研究认为高血糖对不同病理类型脑梗死的影响并无差异[41-42]。

（二）糖代谢控制与卒中预防

有关糖代谢控制与卒中预防的资料大多为一级预防研究，二级预防的研究或支持糖尿病是复发性卒中危险因素的资料较少。

英国前瞻性糖尿病研究（UKPDS）是一项研究强化血糖控制与血压控制对 2 型糖尿病患者慢性并发症影响的研究，为多中心随机对照研究，历时 20 年，纳入新诊断的 2 型糖尿病患者 5102 例，中位数随访时间超过 10 年[43]，UKPDS 研究分析不同层次血糖控制与糖尿病慢性并发症的关系，了解血糖控制与微血管病变及心脑血管病变之间的关系，该分析还包括了空腹血糖受损者（IFG），由每例患者年糖化血红蛋白（HbA1c）测定均值算出逐年 HbA1c 总平均值，每例按 HbA1c 总平均值进行分层，各层 HbAIc 中位数如下（%）：5.6、6.5、7.5、8.4、9.4。事件发生率以发生某一并发症例数除以随访的人年数计算，以事件数/1000人年表示。以性别、种族、诊断时年龄、病程、基线血压、血脂、吸烟等因子校正。结果显示严格血糖控制可使任何糖尿病的相关终点相对危险下降 21%（$P<0.0001$）、微血管病变终点相对危险下降 37%（$P<0.0001$）、糖尿病相关死亡相对危险下降 21%（$P<0.0001$）、所有原因死亡相对危险下降 14%（$P<0.0001$）、心肌梗死相对危险下降 14%（$P<0.0001$）、卒中相对危险下降 12%（$P=0.035$）、周围血管病变相对危险下降 43%（$P<0.0001$）、心力衰竭相对危险下降 16%（$P=0.016$）。提示强化血糖控制不仅对 2 型糖尿病的微血管病变有保护作用，对大中血管病变同样有重要作用[43-46]。

近期有一项关于 2 型糖尿病强化降糖与心血管危险因素的研究（ACCORD），该研究纳入 10 251 例 2 型糖尿病患者（平均年龄 62.2 岁，HbA1c 中位数为 8.1%）被随机分为血糖强化治疗组（HbA1c 治疗目标<6.0%）和标准治疗组（HbA1c 治疗目标为 7.0%～7.9%），这些患者中 38%为女性，35%既往曾发生

过心血管事件，主要终点是非致死性心肌梗死、非致死性卒中或心血管死亡原因组成的复合终点。ACCORD 研究平均随访 3.5 年后，与标准治疗组相比，强化治疗组增加了患者病死率，且没有显著减少主要心血管事件，因而停止强化降糖治疗研究，但调脂和降血压两分支研究仍在进行。提示对于高危 2 型糖尿病患者进行强化降糖治疗，可能带来过去未被认识到的危害[47]。过去大多数国际或区域性糖尿病学会（包括 IDF、EASD、中华糖尿病学会等）建议 HbA1c< 6.5 %为糖尿病血糖控制的靶目标，主要基于流行病学证据，而非临床证据。但近期一项多因素随机临床研究通过对 2 型糖尿病患者强化降糖和降压（ADVANCE）研究回答了更加严格控制血糖使 HbA1c<6.5%能否带来大血管事件和微血管事件全面获益的问题。ADVANCE 研究强化降糖方案为以磺脲类（格列齐特缓释片）为基础的治疗（为达到治疗靶点，并不限制其他的降糖治疗），观察 HbA1c<6.5%时是否降低了 2 型糖尿病血管并发症的危险性，主要研究终点为大血管（非致死性卒中、非致死性心肌梗死和心血管死亡）和微血管事件（新发或恶化的肾病和视网膜病变）的复合终点[48]。ADVANCE 研究参加随机分组的有 11 140 例（中国糖尿病患者有 3 293 例），强化血糖控制组 5571 例，标准降糖治疗组 5569 例，平均随访 5.5 年，发现主要研究终点显著下降 10%，大血管事件发生率未出现显著差异，但已呈现下降趋势，心血管死亡呈现下降趋势，新发或恶化肾病事件发生率显著下降 21%，大量蛋白尿发生率显著下降 30%，严重低血糖发生率仅为 UKPDS 研究的 1/4[49]。

也有部分研究涉及糖尿病与复发性卒中。美国明尼苏达州罗切斯特的一项基于人群的卒中研究显示，糖尿病和年龄是复发性卒中独立预测因素。牛津郡卒中计划（Oxfordshire Stroke Project）是一项基于社区的卒中研究，发现糖尿病是与卒中复发相关的两种独立因素之一（HR=1.85，95%CI 1.18%～2.90%，$P<0.01$），且大约 9.1%（95%CI 2.0%～20.2%）的复发性卒中与糖尿病控制不良有关。在对卒中资料库（Stroke Data Bank）

两年卒中复发率的评价中，风险最低的患者都无糖尿病史。两项不同的卒中队列研究均证实，糖尿病是多发性腔隙性脑梗死发病的一个很强的决定因素[50]。

（三）糖尿病患者的血糖、血压、血脂的控制与卒中预防

采取多种措施控制高血糖、高血压、血脂异常和微量白蛋白尿等强化治疗能降低心脑血管事件风险。这些强化治疗措施包括生活方式干预，应用血管紧张素转化酶抑制剂（ACEI）、血管紧张素受体拮抗剂（ARB）、他汀类药物以及恰当应用抗血小板药。强调在 1 型和 2 型糖尿病患者中应以血压靶目标达 130/80 mmHg 水平控制血压，严格控制糖尿病患者的血压可使卒中发生率显著降低。

英国前瞻性糖尿病研究（UKPDS）发现，与血压控制较差的糖尿病患者（平均血压 154/87 mmHg）相比，血压控制良好者（平均血压 144/82 mmHg）的卒中相对危险度降低 44%（95%CI 11%～65%，P=0.013）。高血压强化治疗也能使心肌梗死、猝死、卒中和周围血管病构成的联合终点事件风险显著降低 34%（P=0.019）。其他临床试验进一步证实，在糖尿病患者中进行血压控制能降低卒中和（或）心血管事件的风险。尽管大多数研究未达到 130/80 mmHg 这一血压控制目标，但流行病学分析提示，在血压降至 120/80 mmHg 时心血管事件风险会持续下降[51]。

心脏事件预防评估（HOPE）研究了对高危患者在常规疗法基础上加用 ACEI 的影响。3577 名糖尿病患者（HOPE 总的参与人数为 9541 人）的亚组表现出二尖瓣关闭不全和卒中的合并发生率降低，在有心血管事件发病史和心血管危险因素的糖尿病患者中心血管死亡率降低 25%（95% CI 12%～36%，P=0.0004），而卒中发生率降低了 33%（95% CI 10%～50%，P=0.0074）。这些获益是因为 ACEI 的特殊作用还是血压降低的结果，尚不明了，糖尿病的微血管并发症发生率在 ACEI 治疗基础上也有所降低[52]。

氯沙坦干预降低高血压患者终点事件（LIFE）研究对 9193 例原发性高血压（160～200/95～115 mmHg）和心电图显示左室肥大的患者进行了长达 4 年的研究，比较了 ARB 和 β 受体阻滞

剂的作用。两组血压的降低程度相似。这两种处理在 1195 名糖尿病患者亚组中进行了比较分析。经 ARB 处理的患者主要心血管事件发生率降低了 24%（RR=0.76，95%CI 0.58～0.98），而卒中发生率则降低了 21%（RR=0.79，95%CI 0.05～1.14）[53]。

阿伐他汀糖尿病合作研究（CARDS）报道：至少有一个危险因素（视网膜病、蛋白尿、吸烟或者高血压）并且低密度脂蛋白（LDL）胆固醇水平<160 mg/L，且无心血管疾病史的 2 型糖尿病患者，使用他汀类药物可以使卒中的发生率降低 48%（95% CI 11%～69%）[54]。医疗研究委员会与英国心脏病基金会心脏保护研究（HPS）发现对高危患者在已有治疗基础上加用他汀类药物可以使主要血管事件的发生率下降 24%（95%CI 19%～28%），5963例糖尿病患者中，在现有最佳治疗之外加用他汀类药物可以使大血管事件发生率降低 22%（95%CI 13%～30%），卒中的发生率降低 24%（95%CI 6%～39%，P=0.01）[55]。

二、各国对卒中后糖代谢异常管理的推荐建议

各国对卒中后糖代谢异常管理方面的推荐建议见表 1-6。

表 1-6　不同国家对糖代谢异常管理方面的推荐建议的比较

指南来源	推荐意见
《中国缺血性卒中和短暂性脑缺血发作二级预防指南 2010》[16]	1. 糖代谢异常是卒中证据充分的独立危险因素之一，卒中/TIA 患者发现空腹血糖受损（IFG，空腹血糖 6.1～7.0 mmol/L，餐后 2 h 血糖<7.8 mmol/L）时应常规行葡萄糖耐量试验（OGTT）筛查，以明确糖代谢异常的类型（Ⅰ级推荐，A 级证据）。糖代谢异常对卒中的预后有显著的不良影响，可使其致残率和病死率明显升高，但危险度的高低与人种和性别有关（Ⅰ级推荐，A 级证据）。 2. 糖尿病血糖控制的靶目标为 HbA1c< 6.5%，但对于高危 2 型糖尿病患者严格控制 HbA1c< 6.0%，可能带来危害（增加死亡率）（Ⅰ级推荐，A 级证据）。强化血糖控制对 2 型糖尿病患者的微血管病变有保护作用，对大中血管病变同样有重要作用，血糖控制不良与卒中复发有关（Ⅰ级推荐，A 级证据）。

续表

指南来源	推荐意见
	3. 糖尿病患者同时采取多种强化治疗措施控制高血糖、高血压、血脂异常等，能降低卒中事件风险。糖尿病合并高血压患者应严格控制血压在130/80 mmHg以下，糖尿病合并高血压时的降血压药物以ACEI、ARB类在降低心脑血管事件方面获益最为明显（Ⅰ级推荐，A级证据）。在严格控制血糖、血压的基础上联合他汀类调脂药亦可有效地降低卒中的风险（Ⅰ级推荐，A级证据）。
美国心脏病学会/美国卒中协会卒中委员会（AHA/ASA）《美国缺血性卒中或短暂性脑缺血发作患者的卒中预防指南》[17]	卒中或TIA患者，如有糖尿病，推荐用现有的指南进行血糖控制和血压目标值设定（Ⅰ类推荐，B级证据）。
2008年欧洲卒中组织执行委员会和欧洲卒中组织写作委员会《缺血性卒中及短暂性脑缺血发作治疗指南》[18]	1. 建议定期监测血糖。建议糖尿病患者改进生活方式，并接受个体化药物治疗（Ⅳ类证据，优良临床实践）。 2. 不需胰岛素治疗的2型糖尿病患者，建议卒中后应用吡格列酮治疗（Ⅲ类证据，B级建议）。
加拿大阿尔伯塔省卒中策略——卒中二级预防[20]	1. 糖尿病患者应该严格控制血压（B级证据/Ⅱ级推荐）。推荐合并糖尿病的卒中人群的目标血压应该低于130/80 mmHg。尽管抗高血压药的主要种类均适合控制血压，但ACEI和ARB在减慢肾病的进展中更有效，推荐作为糖尿病合并肾病患者的首选。在这一组中，许多患者需要应用超过一种降压药以获得目标血压（A级证据/Ⅰ级推荐）。

续表

指南来源	推荐意见
	2. 目标血糖应该个体化；1 型糖尿病或 2 型糖尿病患者的治疗使 HbA1c 目标值小于 7.0%以降低微血管并发症的危险（A 级证据/Ⅰ级推荐）。根据加拿大糖尿病协会的建议，目标血糖为：空腹血糖 4.0～7.0 mmol/L，餐后 2 h 血糖 5.0～10.0 mmol/L。目标 HbA1c≤7.0%（B 级证据/Ⅱ级推荐）。

三、卒中后糖代谢异常管理的临床工具

（一）世界卫生组织（WHO）1999 年糖代谢分类[24]见表 1-7

表 1-7　世界卫生组织（WHO）1999 年糖代谢分类

糖代谢分类	WHO 1999	
	FBG	2 hPBG
正常血糖（NGR）	<6.1	<7.8
空腹血糖受损（IFG）*	6.1 至<7.0	<7.8
糖耐量减低（IGT）*	<6.1	7.8 至<11.1
糖尿病（DM）	≥7.0	≥11.1

注：血糖值单位为 mmol/L。FBG，空腹血糖；2hPBG，餐后 2 h 血糖。

* 均为单纯 IFG 或单纯 IGT。

（二）世界卫生组织（WHO）1999 年糖尿病的诊断标准[24]见表 1-8

表 1-8 世界卫生组织（WHO）1999 年糖尿病的诊断标准

	静脉血浆葡萄糖水平 mmol/L（mg/dl）
糖尿病	
1. 糖尿病症状（典型症状包括多饮、多尿和不明原因的体重下降）加	
1）随机血糖（指不考虑上次用餐时间，一天中任意时间的血糖）	≥11.1（200）
或	
2）空腹血糖（空腹状态指至少 8 小时没有进食含热量食物）	≥7.0（126）
或	
3）葡萄糖负荷后 2 小时血糖	≥11.1（200）
2. 无糖尿病症状者，需另日重复测定血糖明确诊断	

（三）《中国 2 型糖尿病防治指南》2007 年版血糖控制目标值[56]见表 1-9

表 1-9 《中国 2 型糖尿病防治指南》2007 年版血糖控制目标值

HbA1c（%）	<6.5 mmol/L
空腹/餐前血糖	4.4～6.1 mmol/L（80～110 mg/dl）
餐后 2 小时血糖	4.4～8.0 mmol/L（80～145 mg/dl）

（四）《中国 2 型糖尿病防治指南》2007 年版血糖控制状态分类[56]（见表 1-10）。

治疗目标和策略一定要个体化，对每个危险因素予以分别考虑。在临床实践中为了更好地指导患者达到治疗目标，将血糖控制分成三类（表 1-10）。

表 1-10　血糖控制状态分类

		理想	良好	差
血糖（mmol/L）	空腹	4.4～6.1	≤7.0	>7.0
	非空腹	4.4～8.0	≤10.0	>10.0
HbA1c（%）		6.5	6.5～7.5	>7.5

（五）糖尿病饮食治疗[56]

饮食和营养治疗是糖尿病治疗的重要组成部分，也可以说是所有治疗的基础[21-22]。对饮食和营养不予以足够的重视，2 型糖尿病就不可能得到理想的控制。不良的饮食结构和习惯还可能导致相关的心血管危险因素如高血压、血脂异常和肥胖等的出现或加重。

1. 营养治疗的原则

控制总热量的摄入，合理均衡各种营养物质。

2. 营养治疗的目标

● 获得并维持理想的血糖水平。

● 减少心血管危险因素，包括血脂异常和高血压。

● 提供均衡营养的膳食。

● 维持合理体重：超重的患者体重减少的目标是体重在 3～6 个月内减轻 5%～10%。消瘦的患者应通过均衡的营养计划恢复理想体重，并长期维持理想体重。

3. 脂肪

● 膳食中由脂肪提供的热量不能超过饮食总热量的 30%。

● 饱和脂肪酸的摄入量不要超过饮食总热量的 10%。

● 避免或限制下列食物：肥肉、全脂食品、棕榈油、花生油及油炸食品，食物中胆固醇摄入量为<300 mg/d。

4. 碳水化合物

● 膳食中碳水化合物所提供的热量应占总热量的 55%～60%。

● 主要成分为复合碳水化合物，尤其是含高纤维的食物如蔬菜、豆类、全麦谷物、燕麦和水果。

● 蔗糖提供的热量不超过总热量的 10%。

● 可以摄入少量的食糖。作为健康食谱的一部分，无热量的甜味剂可以用来替代食糖。

● 每日进三餐，使碳水化合物均匀分配。

5. 蛋白质

● 蛋白质应提供饮食总热量的 15%～20%，有微量白蛋白尿的患者每日摄入蛋白量应限制在 0.8～1 g/kg 体重；有显性蛋白尿的患者蛋白摄入量宜限制在 0.8 g/kg 体重以下。

● 富含优质蛋白的食品是鱼、海产品、瘦肉、鸡肉、低脂奶制品、坚果和豆类。

6. 饮酒

● 限制饮酒量，不超过 1～2 份标准量/日（一份标准量为 285 ml啤酒，375 ml 生啤，100 ml 红酒或 30 ml 白酒，约含 10 g 酒精）。

● 酒精可诱发使用磺脲类或胰岛素治疗的病人出现低血糖。

7. 盐

● 食盐摄入量限制在每天 6 g 以内，尤其是高血压病人。

● 限制摄入含盐量高的食物，例如加工食品、调味酱等。尽量选择含盐量低的食品。

8. 体力活动

体力活动在 2 型糖尿病的管理中占有重要的地位。运动增加胰岛素敏感性，可以改善血糖控制，有利于减轻体重。糖尿病患者如果能坚持规律运动 12～14 年可以显著降低死亡率。

● 运动频率和时间为每周至少 150 分钟。

● 中等强度的体力活动包括：快走、打太极拳、骑车、打高尔夫球和园艺活动。

● 较强体力活动为：舞蹈、有氧健身、慢跑、游泳、上坡骑车。

● 每周最好进行两次肌肉运动如举重训练，训练时阻力为轻或中度[26]。

● 运动项目要和病人的年龄、经济水平、文化背景及体质相适应。

● 养成健康的生活习惯，将有益的体力活动融入到日常生活中。

● 活动量大或激烈活动时应建议糖尿病病人调整饮食及用药，以免发生低血糖。

9. 戒烟

吸烟有害健康，尤其对有大血管病变高度危险的 2 型糖尿病患者。应劝诫每一位吸烟的糖尿病患者停止吸烟，这是生活方式干预的重要内容之一。

（六）HbA1c 与血糖水平的相关关系[57]（见表 1-11）

表 1-11　HbA1c 与血糖水平的相关关系

HbA1c (%)	平均血浆葡萄糖水平	
	mg/dl	mmol/L
6	135	7.5
7	170	9.5
8	205	11.5
9	240	13.5
10	275	15.5
11	310	17.5
12	345	19.5

（七）中华医学会糖尿病学分会关于代谢综合征的诊断标准（2004 年版）

具备以下 4 项组成成分中的 3 项或全部者诊断为代谢综合征。

1. 超重和（或）肥胖：BMI≥25 kg/m^2

2. 高血糖：FPG≥6.1 mmol/L（110 mg/dl）和（或）2 hPBG ≥7.8 mmol/L（140 mg/dl），和（或）已确诊为糖尿病并治疗者。

3. 高血压：血压≥140/90 mmHg，及（或）已确认为高血压并治疗者。

4. 血脂紊乱：空腹血总胆固醇（TG）≥1.7 mmol/L（150 mg/dl），和（或）空腹高密度脂蛋白胆固醇（HDL-C）＜0.9 mmol/L（35 mg/dl）（男）或＜1.0 mmol/L（39 mg/dl）（女）。

（八）糖尿病的治疗

原则上应先启动生活方式治疗，然后是针对各种危险因素的药物治疗：

1. 生活方式干预（保持适当的体重，适当运动，改变饮食结构以减少热量摄入，尽量避免吸烟和适度减少饮酒等）不仅能减轻胰岛素抵抗和高胰岛素血症，也能改善糖耐量和减少其他心血管疾病危险因素。

2. 针对各种危险因素如糖尿病或糖耐量减低、高血压、血脂紊乱以及肥胖等的药物治疗，治疗目标如下[58]：

（1）体重降低5%以上；

（2）血压＜125/75 mmHg；

（3）低密度脂蛋白胆固醇（LDL-C）＜2.6 mmol/L（100 mg/dl）、TG＜1.7 mmol/L（150 mg/dl）、HDL-C＞1.04 mmol/L（40 mg/dl）（男）或＞1.3 mmol/L（50 mg/dl）（女）；

（4）空腹血糖＜6.1 mmol/L（110 mg/dl）、餐后2 h血糖＜7.8 mmol/L（140 mg/dl）及HbA1c＜6.5%。

（九）2型糖尿病治疗路径图[59]（见图1-2）

（十）国际糖尿病联盟（IDF）《2007餐后血糖管理指南》中建议的控制目标[60]（见表1-12）

（十一）常用口服降糖药（见表1-13）

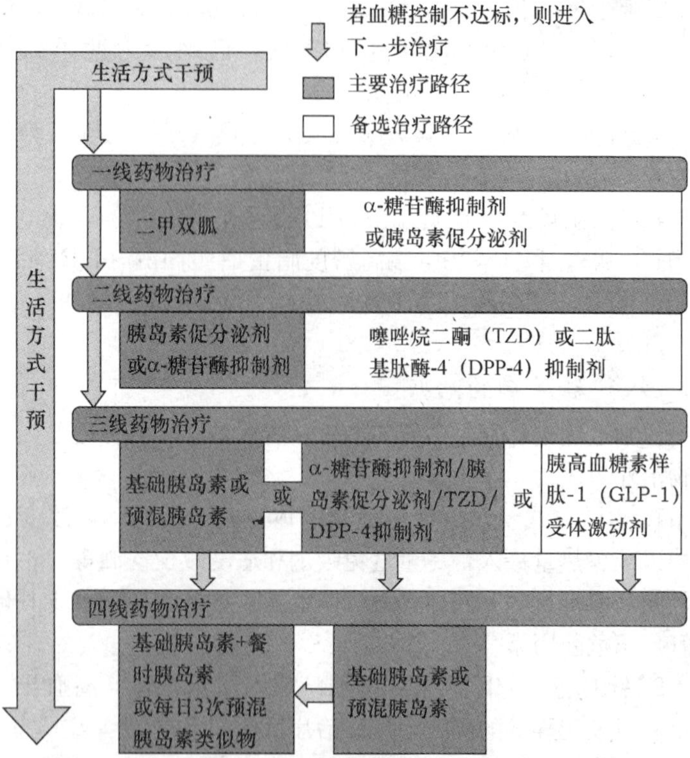

图 1-2　2 型糖尿病治疗路径图

表 1-12　IDF《2007 餐后血糖管理指南》中建议的控制目标

HbA1c	<6.5%	
餐前（空腹）血糖	<5.5 mmol/L	(<100 mg/dl)
餐后 2 小时血糖	<7.8 mmol/L	(<140 mg/dl)

注：糖尿病处理的更高目标是，在安全的前提下尽可能把所有血糖参数降至接近正常。上述目标为启动和监测高血糖临床处理的一个框架，但血糖控制目标应个体化。本目标不适用于儿童和孕妇。

表 1-13　常用口服降糖药

化学名	英文名	每片剂量（mg)	剂量范围（mg/d)	作用时间（h）	半衰期（h）
格列本脲	Glibenclamide	2.5	2.5～15	16～24	10～16
格列吡嗪	Glipizide	5	2.5～30	8～12	2～4
格列吡嗪控释片		5	5～20		
格列齐特	Gliclazide	80	80～320	10～20	6～12
格列齐特缓释片		30	30～120		
格列喹酮	Gliquieone	30	30～180	8	1.5
格列美脲	Glimenpiride	1，2	1～8	24	5
二甲双胍	Metformin	250,500,850	500～2 000	5～6	1.5～1.8
二甲双胍缓释片		250,500	500～1 500		
阿卡波糖	Acarbose	50	100～300		
伏格列波糖	Voglibose	0.2	0.2～0.9		
瑞格列奈	Repaglinide	1，2	1～16	4～6	1
那格列奈	Nateglinide	120	120～360	1.3	
米格列奈钙片	Mitiglinide calcium	10	30～60		
罗格列酮	Rosiglitazone	4		4～8	3～4
二甲双胍＋罗格列酮	Metformin＋ Rosiglitazone	500（二甲双胍）＋2（罗格列酮）			
吡格列酮	Pioglitazone	15	15～45		
艾塞那肽	Exenatide	0.3	10～20μg/d	10	2.4
西格列汀	Sitagliptin	100	100	24	12.4

（十二）常用胰岛素及其作用特点（见表1-14）

表1-14 常用胰岛素及其作用特点

胰岛素制剂	起效时间	峰值时间	作用持续时间
短效胰岛素（RI）	15～60 min	2～4 h	5～8 h
速效胰岛素类似物（门冬胰岛素）	10～15 min	1～2 h	4～6 h
速效胰岛素类似物（赖脯胰岛素）	10～15 min	1～1.5 h	4～5 h
中效胰岛素（NPH）	2.5～3 h	5～7 h	13～16 h
长效胰岛素（PZI）	3～4 h	8～10 h	长达20 h
长效胰岛素类似物（甘精胰岛素）	2～3 h	无峰	长达30 h
预混胰岛素（HI30R，HI50R，HI70/30）	0.5 h	2～12 h	14～24 h
预混胰岛素（50）	0.5 h	2～3 h	10～24 h
预混胰岛素类似物（预混门冬胰岛素30）	10～20 min	1～4 h	14～24 h
预混胰岛素类似物（预混赖脯胰岛素25）	15 min	30～70 min	16～24 h
预混胰岛素类似物（预混赖脯胰岛素50）	15 min	30～70 min	16～24 h

（十三）口服葡萄糖耐量试验（OGTT）方法

1. 晨7～9时开始，受试者空腹（8～14 h）后口服溶于300 ml水内的无水葡萄糖粉75 g（如用1分子水葡萄糖则为82.5 g）。儿童则给予每千克体重1.75 g，总量不超过75 g。糖水在5分钟之内服完。

2. 从服糖第一口开始计时，于服糖前和服糖后2 h分别在前臂采血测血糖。

3. 试验过程中，受试者不喝茶及咖啡，不吸烟，不做剧烈运动，但也无需绝对卧床。

4. 血标本应尽早送检。

5. 试验前3天内，每日碳水化合物摄入量不少于150 g。

6. 试验前停用可能影响OGTT的药物如避孕药、利尿剂或苯妥英钠等 3～7 天。

（十四）常用体质指标

BMI（体质指数）＝ 体重（kg）/ 身高^2（m^2）

腰围：肋骨下缘与髂嵴连线中点的腹部周径

臀围：臀部最大周径

腰臀比（WHR）：腰围 / 臀围

（十五）低血糖的治疗（见图 1-3）

对非糖尿病患者来说，低血糖的标准为血糖值小于 2.8 mmol/L。而糖尿病患者只要血糖值≤3.9 mmol/L 就属于低血糖范畴。

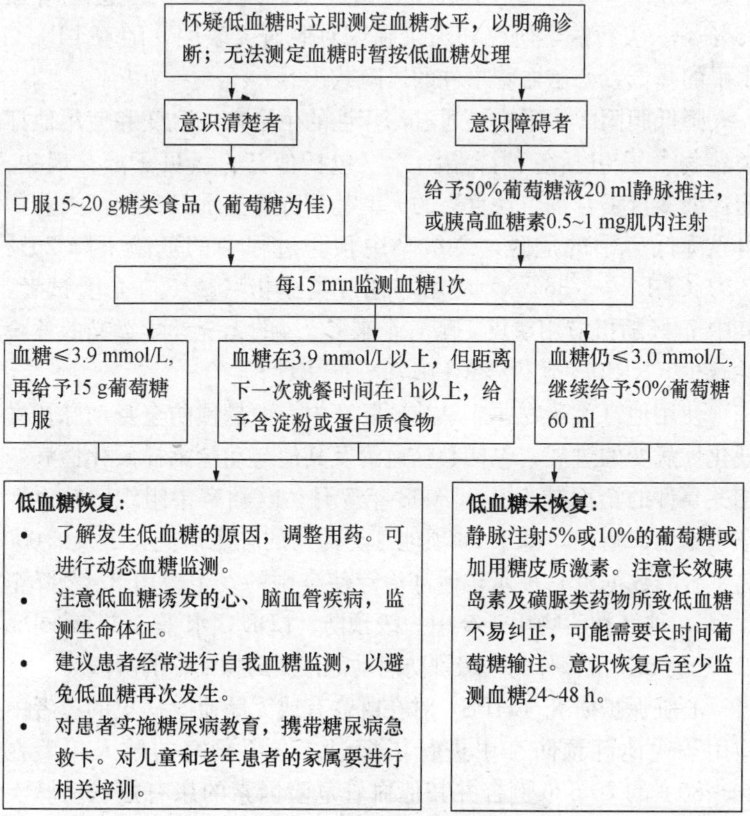

图 1-3　低血糖诊治流程

第三节　血脂异常

一、卒中后血脂管理的循证医学证据

尽管流行病学资料并非一致地提示总胆固醇水平与心脑血管事件存在相关性，而针对脑血管病不同类型进行分析发现胆固醇水平与缺血性卒中相关性更大。在冠心病人群中，随着胆固醇水平的增高，缺血性卒中的危险相应增加[61]。总胆固醇（TC）水平每增加 1 mmol/L（38.5 mg/dl），缺血性卒中的危险增加25%[61]。流行病学研究和随机临床对照研究表明，随着 LDL-C 水平的降低，心脑血管事件的风险减小。

降低胆固醇水平主要通过治疗性的生活方式改变和使用他汀类药物[62]。包括各种降脂治疗（包括他汀、氯贝丁酯、烟酸、胆汁酸多价螯合剂、饮食）的大型荟萃分析显示只有他汀类药物可以降低卒中的危险，二级卒中预防过程中的危险下降 26%（95%CI 14%～36%）。应用非他汀类药物（32 550 个受试者，其中 73%随机应用氯贝丁酯）带来了 7%的无统计学意义的危险性减少（RR 0.93，95%CI 0.79～1.08）[63]。

使用他汀类药物并非单纯预防卒中，而是预防全身动脉粥样硬化性病变的进展，包括心脑血管及其他与动脉粥样硬化性病变相关事件的全面减少[64]。2008 年 5 月，欧洲卒中组织《缺血性卒中指南》指出，基于 26 项他汀类药物的临床研究，涉及95 000 名患者的数据资料提示，他汀治疗使卒中的发生率由 3.4%降至 2.7%，他汀类药物用于卒中一级预防，LDL-C 水平 3.89 mmol/L（150 mg/dl）应该作为一级预防启动他汀类药物治疗的阈值[18]。

心脏保护研究（HPS）对在既往有或无脑血管病史的患者中应用辛伐他汀预防卒中进行了探讨。这项研究共纳入年龄在 40～80岁的 20 536 例合并其他血管危险因素的患有冠状动脉疾病、其他部位血管闭塞性疾病（包括脑血管病）、糖尿病或高血压的患者。总胆固醇≥3.49 mmol/L（135 mg/dl）者才能进入研究。所有患者随机分组接受辛伐他汀 40 mg/d 或安慰剂治疗。HPS 表明，在既往有脑血管病史的患者中，无论其基线胆固醇水平如何，加用他汀类药物治疗都能显著减少冠状动脉事件和血运重建术，但卒中发生率并未明显下降[65]。

强化降低胆固醇预防卒中（SPARCL）研究是迄今唯一一项专门针对卒中/TIA 二级预防的前瞻性随机双盲试验。共纳入 4 731例 6 个月内有卒中/TIA 而无冠心病的患者，平均随访 4.9 年，以卒中/TIA 为主要终点事件。研究结果显示阿托伐他汀强化治疗（80 mg/d）可显著地使卒中相对危险降低 16%（$P=0.03$）、卒中/TIA 相对危险降低 23%（$P<0.001$）、致死性卒中相对危险降低 43%（$P=0.03$）、主要冠状动脉事件相对危险降低 35%（$P=0.003$）、任一冠心病事件相对危险降低 42%（$P<0.001$）、血管重建操作相对危险降低 45%（$P<0.001$）。事后分析表明阿托伐他汀使缺血性卒中的相对危险降低达 22%（$P=0.01$）[66]。基于以上研究证据，目前认为他汀类药物与抗血小板药物和降压药物共同构成缺血性卒中/TIA 预防的“三大药物”[67]。

对 SPARCL 研究的事后分析亦表明不同亚型的缺血性卒中患者的获益无显著性差异[68]，因此目前证据表明应用他汀类药物治疗和预防缺血性卒中和其他血管事件时不必考虑缺血性卒中的亚型。2008 年 5 月欧洲卒中组织公布的《欧洲缺血性卒中/TIA 指南》中指出：非心源性栓塞性的缺血性卒中患者均是适宜接受他汀治疗的人群，患者服用他汀类药物的获益需要长期坚持治疗才能获得。从缺血性卒中二级预防的角度看，长期他汀治疗的获益，目前除 SPARCL 研究外，尚没有更多直接的证据支持。

美国国家胆固醇教育计划成人专家组Ⅲ（NCEP ATPⅢ）指出动脉粥样硬化性疾病是全身性疾病，动脉粥样硬化性卒中/TIA 应视为冠心病的等危症[62]。他汀类药物的治疗能防治心脑血管疾病。充分证据表明，他汀类药物治疗的卒中目标人群应该是病因为动脉粥样硬化或可能为动脉粥样硬化病变的人群。综合国际上最新的缺血性卒中/TIA二级预防指南和2007年《中国成人血脂异常防治指南》，对胆固醇水平升高的缺血性卒中/TIA患者，应进行生活方式干预、饮食调节及药物治疗，建议使用他汀治疗使LDL-C水平降至2.59 mmol/L（100 mg/dl）以下或LDL-C在原有基线水平上降低30%～40%；合并冠心病或有症状的动脉粥样硬化性疾病的患者，以及具有多重危险因素的高危患者建议将LDL-C降至2.07 mmol/L（80 mg/dl）以下[69]［美国和欧洲指南均推荐LDL-C降至1.80 mmol/L（70 mg/dl）为可选择的治疗目标或使LDL-C在原有基础上降低40%以上］[69]。

他汀类药物已广泛应用十余年，大量的证据表明长期使用他汀类药物总体上是安全的。现市售的他汀类药物在肌肉和肝安全性方面无显著差异[70]。

在缺血性卒中一级预防中，使用他汀降低LDL-C并不显著增加出血性卒中的风险。2004年超过9万人、2007年超过10万人以及2008年超过12万人的荟萃分析表明，长期的他汀治疗在心脑血管显著获益的同时并不显著增加脑出血的风险[71-72]。在SPARCL研究中，他汀治疗组患者的出血性卒中发生率有所增加，但致死性出血性卒中的发生率则没有显著差异[68]。事后分析表明脑出血病史、2级以上的高血压（血压>160/100 mmHg）、男性及年龄增长是增加出血风险的最重要的相关因素，而基线的LDL-C水平及LDL-C降低的幅度与出血风险并不相关。对其中LDL-C降低幅度超过50%患者的亚组分析表明，缺血性卒中风险降低33%、冠状动脉事件减少37%，而颅内出血及肌溶解的风险不增加[73-74]。尽管SPARCL研究中小血管病变者出血风险相对高于对照组，但事后分析提示这些患者的卒中事件和冠状动脉事件的预防获益与大血管病变患者相当，利远大于弊[66, 75]。

有关老年人群的大规模数据资料目前仍缺乏。《中国成人血脂异常防治指南》强调，临床试验证实调脂治疗防治冠心病的临床益处不受年龄的影响，特别是老年人罹患心脑血管病的绝对危险度高于一般成年人群，理论上其调脂治疗收益会更大。对于肝肾功能正常的老年人，一般不需要特别调整药物的剂量。但由于老年人常患有多种慢性疾病，需要长期服用多种药物，加之有不同程度的肝肾功能减退及药代动力学的改变，易发生药物不良反应，因而对老年人的调脂治疗要个体化，起始剂量不宜过大，应予以严密监测[69]。

在冠状动脉药物计划（Coronary Drug Project）中，烟酸可减少脑血管事件。退伍军人管理局 HDL 干预试验（Veterans Administration HDL Intervention Trial，VA-HIT）表明，在 HDL-C≤1.03 mmol/L（40 mg/dl）的男性冠状动脉疾病患者中，吉非贝齐能降低未经校正的总体卒中发生率。然而，如只对经过校正的事件进行分析，则改善结果不显著。

二、各国对卒中后血脂管理的推荐建议

各国对卒中后血脂管理方面的推荐建议见表 1-15。

表 1-15　不同国家对血脂管理的推荐建议的比较

指南来源	推荐意见
《中国缺血性卒中和短暂性脑缺血发作二级预防指南 2010》[16]	1. 胆固醇水平升高的缺血性卒中/TIA 患者，应该按照《中国成人血脂异常防治指南》进行生活方式的干预及药物治疗。药物建议使用他汀类药物，目标 LDL-C 水平降至 2.59 mmol/L（100 mg/dl）以下或使 LDL-C 下降幅度达到 30%～40%（Ⅰ级推荐，A 级证据）。 2. 伴有多种危险因素的缺血性卒中/TIA 的患者（伴有冠心病/糖尿病/未戒断的吸烟/代谢综合征/脑动脉粥样硬化病变但无确切的易损斑块或动脉源性栓塞证据/外周动脉疾病之一者），如果 LDL-C＞2.07 mmol/L（80 mg/dl），应将 LDL-C 降至 2.07 mmol/L（80 mg/dl）以下或使 LDL-C 下降幅度＞40%（Ⅰ级推荐，A 级证据）。 3. 对于有颅内外大动脉粥样硬化性易损斑块或动脉源性栓塞证据的缺血性卒中/TIA 患者，无论是否伴有胆固醇水平的升高，推荐尽早启动强化他汀治疗，建议目标 LDL-C＜2.07 mmol/L（80 mg/dl）或使 LDL-C 下降幅度＞40%（Ⅱ级推荐，C 级证据）。

续表

指南来源	推荐意见
	4. 现有资料表明，长期使用他汀类药物总体上是安全的。他汀治疗前及治疗中，应定期监测临床症状及肝酶、肌酶变化，如出现监测指标持续异常并排除其他影响因素，应减量或停药观察（供参考：谷丙转氨酶＞3倍正常上限，肌酸激酶＞5倍正常上限，停药观察）（Ⅰ级推荐，A级证据）；老年患者如合并重要脏器功能不全或多种药物联合使用时，应注意合理配伍并监测不良反应（Ⅱ级推荐，C级证据）。 5. 对于有脑出血病史或脑出血高风险人群应权衡风险和获益，建议谨慎使用他汀类药物（Ⅰ级推荐，B级证据）。
美国心脏病学会/美国卒中协会卒中委员会 AHA/ASA《美国缺血性卒中或短暂性脑缺血发作患者的卒中预防指南》[17]	①对于无冠心病病史的缺血性卒中或 TIA 患者，如有动脉粥样硬化证据、LDL-C≥2.6 mmol/L（100 mg/dl），推荐用他汀强化降脂以减少卒中风险（Ⅰ类，B级证据）。 ②有动脉粥样硬化性缺血性卒中或 TIA 的患者，如无冠心病病史，将 LDL-C 降低 50%或将目标 LDL-C 水平设定为＜1.8 mmol/L（70 mg/dl），以取得最大获益，是合理的（Ⅱa类，B级证据）。 ③缺血性卒中或 TIA 患者，如胆固醇高，或者同时患有冠心病，应根据 NCEP Ⅲ指南用其他方式处理，包括生活方式改变、饮食指南和用药建议（Ⅰ类，A级证据）。 ④缺血性卒中或 TIA 患者，如 HDL-C 低，可以考虑用烟酸或吉非贝齐治疗（Ⅱb类，B级证据）。
2008 年欧洲卒中组织执行委员会和欧洲卒中组织写作委员会《缺血性卒中及短暂性脑缺血发作治疗指南》[18]	非心源性栓塞的卒中患者，建议应用他汀治疗（Ⅰ类证据，A级建议）。
加拿大阿尔伯塔省卒中策略——卒中二级预防[20]	1. 低密度脂蛋白-胆固醇（LDL-C）＞2.0 mmol/L 的缺血性卒中患者或 TIA 病人应该改变生活方式，并根据饮食指南进行管理（A级证据）。 2. 推荐动脉粥样硬化性缺血性卒中患者或 TIA 患者

续表

指南来源	推荐意见
	应用他汀类强化降脂药物以降低卒中风险和心血管事件的风险。LDL-C 目标为<2.0 mmol/L（A 级证据，Ⅰ级推荐）。 3. 他汀类是获得目标胆固醇水平的一线药，对他汀类药物不能耐受的患者应该考虑应用依替米贝。
澳大利亚《卒中患者临床处理指南》	他汀类药物治疗应当用于所有缺血性卒中或 TIA 患者。

三、卒中后血脂管理的临床工具

（一）血脂异常危险分层方案（见表 1-16）

表 1-16　血脂异常危险分层方案[69]

危险分层	TC 5.18～6.19 mmol/L (200～239 mg/dl) 或 LDL-C 3.37～4.12 mmol/L (130～159 mg/dl)	TC ≥6.22 mmol/L (240 mg/dl) 或 LDL-C ≥4.14 mmol/L (160 mg/dl)
无高血压且其他危险因素数<3	低危	低危
高血压或其他危险因素数≥3	低危	中危
高血压且其他危险因素数≥1	中危	高危
冠心病及其等危症	高危	高危

注：其他危险因素包括年龄（男≥45 岁、女≥55 岁）、吸烟、低 HDL-C、肥胖和早发缺血性心血管病家族史。

（二）血脂异常患者开始调脂治疗的 TC 和 LDL-C 值及其目标值（见表 1-17）

表 1-17　血脂异常患者开始调脂治疗的 TC 和 LDL-C 值及其目标值[69]

危险等级	治疗性生活方式改变（TLC）开始	药物治疗开始	治疗目标值
低危：10 年危险性<5%	TC≥6. 22 mmol/L (240 mg/dl) LDL-C≥4. 14 mmol/L (160 mg/dl)	TC≥6. 99 mmol/L (270 mg/dl) LDL-C≥4. 92 mmol/L (190 mg/dl)	TC <6. 22 mmol/L (240 mg/dl) LDL-C<4. 14 mmol/L (160 mg/dl)
中危：10 年危险性 5%～10%	TC≥5. 18 mmol/L (200 mg/dl) LDL-C≥3. 37 mmol/L (130 mg/dl)	TC≥6. 22 mmol/L (240 mg/dl) LDL-C≥4. 14 mmol/L (160 mg/dl)	TC<5. 18 mmol/L (200 mg/dl) LDL-C<3. 37 mmol/L (130 mg/dl)
高危：冠心病（CHD）或CHD 等危症，或 10 年危险性 10%～15%	TC≥4. 14 mmol/L (160 mg/dl) LDL-C≥2. 59 mmol/L (100mg/dl)	TC≥4. 14 mmol/L (160 mg/dl) LDL-C≥2. 59 mmol/L (100 mg/dl)	TC<4. 14 mmol/L (160 mg/dl) LDL-C<2. 59 mmol/L (100 mg/dl)
极高危：急性冠状动脉综合征或缺血性心血管病合并糖尿病	TC≥3. 11 mmol/L (120 mg/dl) LDL-C≥2. 07 mmol/L (80 mg/dl)	TC≥4. 14 mmol/L (160 mg/dl) LDL-C≥2. 07 mmol/L (80 mg/dl)	TC<3. 11 mmol/L (120 mg/dl) LDL-C<2. 07 mmol/L (80 mg/dl)

（三）生活方式改变（TLC）的基本要素（见表 1-18）

表 1-18　TLC 的基本要素[69]

要素	建议
减少使 LDL-C 增加的营养素	
饱和脂肪酸*	＜总热量的 7%
膳食胆固醇	＜200 mg/d
增加能降低 LDL-C 的膳食成分	
植物固醇	2 g/d
可溶性纤维素	10～25 g/d
总热量	调节到能够保持理想的体重或能够预防体重增加
体力活动	包括足够的中等强度锻炼，每天至少消耗 200 kcal 热量

注：* 反式脂肪酸也能够升高 LDL-C，不宜过多摄入。

（四）高脂血症患者的膳食评价（见表 1-19）

表 1-19　高脂血症患者的膳食评价[69]

项目	评分
1. 您近 1 周吃肉是否＜75 g/d：0＝否，1＝是	□
2. 您吃肉种类：0＝瘦肉，1＝肥瘦肉，2＝肥肉，3＝内脏	□
3. 您近 1 周吃蛋数量：1＝0～3 个/周，2＝4～7 个/周，3＝7 个以上/周	□
4. 您近 1 周吃煎炸食品数量（油饼、油条、炸糕等）：0＝未吃，1＝1～4次/周，2＝5～7 次/周，3＝7 次以上/周	□
5. 您近 1 周吃奶油糕点的次数：0＝未吃，1＝1～4 次/周，2＝5～7 次/周	□
评分总和	□□

注：按实际情况在□里填数，总分＜3 为合格；总分 3～5 为轻度膳食不良；总分＞6 为严重膳食不良。

（五）改变膳食的 TLC 措施可获得降低 LDL-C 的效果（见表 1-20）

表 1-20　改变膳食的 TLC 措施可获得降低 LDL-C 的效果[69]

膳食成分	膳食改变	LDL-C 下降的大致情况
主要措施		
饱和脂肪	<7%的总能量	8%～10%
膳食胆固醇	<200 mg/d	3%～5%
减肥	减轻 4.5 kg	5%～8%
选用措施		
可溶性纤维	5～10 g/d	3%～5%
植物固醇	2 g/d	6%～15%
综合累积效果		20%～30%

（六）他汀类药物对高胆固醇血症患者脂质和脂蛋白影响的比较（见表 1-21）

表 1-21　他汀类药物对高胆固醇血症患者脂质和脂蛋白影响的比较[76]

他汀类药物（mg）					脂质和脂蛋白的改变水平（%）			
阿托伐他汀	辛伐他汀	洛伐他汀	普伐他汀	氟伐他汀	TC	LDL-C	HDL-C	TG
—	10	20	20	40	−22	−27	4～8	(−10)～(−15)
10	20	40	40	80	−27	−34	4～8	(−10)～(−20)
20	40	80	—	—	−32	−41	4～8	(−15)～(−25)
40	80	—	—	—	−37	−48	4～8	(−20)～(−30)
80	—	—	—	—	−2	−55	4～8	(−25)～(−35)

TC，总胆固醇；LDL-C，低密度脂蛋白胆固醇；HDL-C，高密度脂蛋白胆固醇；TG，三酰甘油（甘油三酯）。

（七）他汀类药物降低LDT-C水平30%～40%所需剂量（见表1-22）

表1-22 现有他汀类药物降低LDT-C水平30%～40%所需剂量（标准剂量）*[77]

药物	剂量（mg/d）	LDL-C降低（%）
阿托伐他汀	10#	39
洛伐他汀	40	31
普伐他汀	40	34
辛伐他汀	20～40	35～41
氟伐他汀	40～80	25～35
瑞舒伐他汀	5～10	39～45

注：* 估计LDL-C降低数据来自各药说明书；# 从标准剂量起剂量每增加1倍，LDL-C水平约降低6%。

（八）与他汀类药物代谢有关的肝酶P450系统及其诱导剂和抑制剂（见表1-23）

表1-23 与他汀类药物代谢有关的肝酶P450系统及其诱导剂和抑制剂[78]

他汀类药物	诱导剂	抑制剂
CYP3A4		
阿托伐他汀、洛伐他汀、辛伐他汀	苯妥英、苯巴比妥、巴比妥类、利福平、地塞米松、环磷酰胺、卡马西平、曲格列酮、金丝桃	酮康唑、伊曲康唑、氟康唑、红霉素、克拉霉素、阿奇霉素、三环类抗抑郁药、奈法唑酮、万拉法辛、氟西汀、舍曲林、环孢素A、他克莫司、硫氮䓬酮、维拉帕米、胺碘酮、咪达唑仑、皮质激素、西柚汁、他莫西芬、蛋白酶抑制剂
CYP2C9		
氟伐他汀、瑞舒伐他汀	利福平、苯巴比妥、苯妥英、曲格列酮	酮康唑、氟康唑、磺胺苯吡唑

参考文献

1. 中国居民营养与健康状况调查技术执行组．中国居民营养与健康状况调查的总体方案．中华流行病学杂志，2005，26：471-474.
2. 中国高血压防治指南修订委员会．中国高血压防治指南（2005年修订版）．高血压杂志，2005，13（Suppl）：5-41.
3. Rashid P，Leonardi-Bee J，Bath P．Blood pressure reduction and secondary prevention of stroke and other vascular events：a systematic review. Stroke，2003，34：2741-2748.
4. Mancia G，De Backer G，Dominiczak A，et al．2007 Guidelines for the Management of Arterial Hypertension：The Task Force for the Management of Arterial Hypertension of the European Society of Hypertension（ESH）and of the European Society of Cardiology（ESC）．J Hypertens，2007，25：1105-1187.
5. Post-stroke antihypertensive treatment study．A preliminary result. PATS Collaborating Group．Chin Med J（Engl），1995，108：710-717.
6. Weinberger J．Randomized trial of a perindopril-based blood-pressure-lowering regimen among 6105 individuals with previous stroke or transient ischaemic attack．Curr Cardiol Rep，2003，5：140.
7. 刘力生，龚兰生，王文．降压治疗对中国脑血管病患者脑卒中再发预防的多中心随机双盲对照临床研究．中华心血管病杂志，2005，33：613-617.
8. Heart Outcomes Prevention Evaluation Study Investigators. Effects of ramipril on cardiovascular and microvascular outcomes in people with diabetes mellitus：results of the HOPE

study and MICRO-HOPE substudy. Lancet, 2000, 355: 253-259.
9. Schrader J, Luders S, Kulschewski A, et al. The ACCESS Study: evaluation of Acute Candesartan Cilexetil Therapy in Stroke Survivors. Stroke, 2003, 34: 1699-1703.
10. Diener HC, Sacco R, Yusuf S. Rationale, design and baseline data of a randomized, double-blind, controlled trial comparing two antithrombotic regimens (a fixed-dose combination of extended-release dipyridamole plus ASA with clopidogrel) and telmisartan versus placebo in patients with strokes: the Prevention Regimen for Effectively Avoiding Second Strokes Trial (PRoFESS). Cerebrovasc Dis, 2007, 23: 368-380.
11. Schrader J, Luders S, Kulschewski A, et al. Morbidity and Mortality After Stroke, Eprosartan Compared with Nitrendipine for Secondary Prevention: principal results of a prospective randomized controlled study (MOSES). Stroke, 2005, 36: 1218-1226.
12. Wang JG, Li Y, Franklin SS, et al. Prevention of stroke and myocardial infarction by amlodipine and Angiotensin receptor blockers: a quantitative overview. Hypertension, 2007, 50: 181-188.
13. Julius S, Kjeldsen SE, Weber M, et al. Outcomes in hypertensive patients at high cardiovascular risk treated with regimens based on valsartan or amlodipine: the VALUE randomised trial. Lancet, 2004, 363: 2022-2031.
14. Dahlof B, Sever PS, Poulter NR, et al. Prevention of cardiovascular events with an antihypertensive regimen of amlodipine adding perindopril as required versus atenolol adding bendroflumethiazide as required, in the Anglo-Scandinavian

Cardiac Outcomes Trial-Blood Pressure Lowering Arm (ASCOT-BPLA): a multicentre randomised controlled trial. Lancet, 2005, 366: 895-906.

15. Zhang H, Thijs L, Staessen JA. Blood pressure lowering for primary and secondary prevention of stroke. Hypertension, 2006, 48: 187-195.

16. 中华医学会神经病学分会脑血管病学组缺血性脑卒中二级预防指南撰写组. 中国缺血性卒中和短暂性脑缺血发作二级预防指南 2010. 中华神经科杂志, 2010: 154-160.

17. Furie KL, Kasner SE, Adams RJ, et al. Guidelines for the Prevention of Stroke in Patients With Stroke or Transient Ischemic Attack: A Guideline for Healthcare Professionals From the American Heart Association/American Stroke Association. Stroke, 2011, 42: 227-276.

18. European Stroke Organization (ESO) Executive Committee, ESO writing Committe. Guidelines for management of ischaemic stroke and transient ischaemic attack 2008. Cerebrovasc Dis, 2008, 25: 457-507.

19. Stroke Foundation of New Zealand. New Zealand Guideline for the Assessment and Management of Transient Ischaemic Attack (TIA). http://www. strokesociety. com. au/index. php? option=com_docman&Itemid=196, 2009.

20. Alberta Provincial Stroke Strategy Pillar 2 Inpatient Care Working Group. APSS- Inpatient Care for Stroke. http://www. strokestrategy. ab. ca/pillar-recommendations. html, 2009.

21. Guidelines for stroke management. http://www. strokefoundation. com. au.

22. Vasan RS, Larson MG, Leip EP, et al. Assessment of frequency of progression to hypertension in non-hypertensive

participants in the Framingham Heart Study: a cohort study. Lancet, 2001, 358: 1682-1686.
23. Ogihara T, Kikuchi K, Matsuoka H, et al. The Japanese Society of Hypertension Guidelines for the Management of Hypertension (JSH 2009). Hypertens Res, 2009, 32: 3-107.
24. Alberti KG, Zimmet PZ. Definition, diagnosis and classification of diabetes mellitus and its complications. Part 1: diagnosis and classification of diabetes mellitus provisional report of a WHO consultation. Diabet Med, 1998, 15: 539-553.
25. Diagnosis and classification of diabetes mellitus. Diabetes Care, 2007, 30 (Suppl 1): S42-S47.
26. 全国糖尿病研究协作组调查研究组. 全国 14 省市 30 万人糖尿病调查报告. 中华内科杂志，1981，20：678-683.
27. Pan XR, Yang WY, Li GW, et al. Prevalence of diabetes and its risk factors in China, 1994. National Diabetes Prevention and Control Cooperative Group. Diabetes Care, 1997, 20: 1664-1669.
28. 李立明，饶克勤，孔灵芝. 中国居民营养与健康状况调查技术执行组. 中国居民 2002 年营养与健康状况调查. 中华流行病学杂志，2005，26：478-484.
29. 贾伟平，潘洁敏，陈蕾，等. 空腹血糖受损切点变化与糖尿病心脑血管事件风险的关系——上海华阳社区 40 岁以上人群的随访研究. 中华内分泌与代谢杂志，2004，20：392-395.
30. Hu DY, Pan CY, Yu JM. The relationship between coronary artery disease and abnormal glucose regulation in China: the China Heart Survey. Eur Heart J, 2006, 27: 2573-2579.
31. Giorda CB, Avogaro A, Maggini M, et al. Incidence and

risk factors for stroke in type 2 diabetic patients: the DAI study. Stroke, 2007, 38: 1154-1160.

32. Lees KR, Walters MR. Acute stroke and diabetes. Cerebrovasc Dis, 2005, 20 Suppl 1: 9-14.
33. Ho JE, Paultre F, Mosca L. Is diabetes mellitus a cardiovascular disease risk equivalent for fatal stroke in women? Data from the Women's Pooling Project. Stroke, 2003, 34: 2812-2816.
34. 清原裕. 脑卒中的危险因素及对策. 日本医学介绍, 2006, 27: 134-136.
35. DECODE Study Group, the European Diabetes Epidemiology Group. Glucose tolerance and cardiovascular mortality: comparison of fasting and 2-hour diagnostic criteria. Arch Intern Med, 2001, 161: 397-405.
36. Hart CL, Hole DJ, Smith GD. Influence of socioeconomic circumstances in early and later life on stroke risk among men in a Scottish cohort study. Stroke, 2000, 31: 2093-2097.
37. Kannel WB, McGee DL. Diabetes and cardiovascular disease. The Framingham study. JAMA, 1979, 241: 2035-2038.
38. Johnston SC, Gress DR, Browner WS, et al. Short-term prognosis after emergency department diagnosis of TIA. JAMA, 2000, 284: 2901-2906.
39. Rothwell PM, Giles MF, Flossmann E, et al. A simple score (ABCD) to identify individuals at high early risk of stroke after transient ischaemic attack. Lancet, 2005, 366: 29-36.
40. Capes SE, Hunt D, Malmberg K, et al. Stress hyperglycemia and prognosis of stroke in nondiabetic and diabetic patients: a systematic overview. Stroke, 2001, 32: 2426-

2432.

41. Bruno A, Biller J, Adams HP Jr, et al. Acute blood glucose level and outcome from ischemic stroke. Trial of ORG 10172 in Acute Stroke Treatment (TOAST) Investigators. Neurology, 1999, 52: 280-284.
42. Weir CJ, Murray GD, Dyker AG, et al. Is hyperglycaemia an independent predictor of poor outcome after acute stroke? Results of a long-term follow up study. BMJ, 1997, 314: 1303-1306.
43. UK Prospective Diabetes Study (UKPDS) Ⅷ. Study design, progress and performance. Diabetologia, 1991, 34: 877-890.
44. Stratton IM, Adler AI, Neil HA, et al. Association of glycaemia with macrovascular and microvascular complications of type 2 diabetes (UKPDS 35): prospective observational study. BMJ, 2000, 321: 405-412.
45. UK Prospective Diabetes Study (UKPDS) Group. Intensive blood-glucose control with sulphonylureas or insulin compared with conventional treatment and risk of complications in patients with type 2 diabetes (UKPDS 33). Lancet, 1998, 352: 837-853.
46. UK Prospective Diabetes Study (UKPDS) Group. Effect of intensive blood-glucose control with metformin on complications in overweight patients with type 2 diabetes (UKPDS 34). Lancet, 1998, 352: 854-865.
47. Gerstein HC, Miller ME, Byington RP, et al. Effects of intensive glucose lowering in type 2 diabetes. N Engl J Med, 2008, 358: 2545-2559.
48. Chalmers J. ADVANCE study: objectives, design and current status. Drugs, 2003, 63 (1): 39-44.

49. ADVANCE study group. Action in Diabetes and Vascular disease; preterAx and diamicroN-MR Controlled Evaluation (ADVANCE), the 68th Scientific Sessions of American Diabetes Association. San Francisco, CA. USA, 2008.
50. Sacco RL, Adams R, Albers G, et al. Guidelines for prevention of stroke in patients with ischemic stroke or transient ischemic attack: a statement for healthcare professionals from the American Heart Association/American Stroke Association Council on Stroke: co-sponsored by the Council on Cardiovascular Radiology and Intervention: the American Academy of Neurology affirms the value of this guideline. Stroke, 2006, 37: 577-617.
51. UK Prospective Diabetes Study Group. Tight blood pressure control and risk of macrovascular and microvascular complications in type 2 diabetes: UKPDS 38. BMJ, 1998, 317: 703-713.
52. Gavras H. Effect of ramipril on cardiovascular events in high-risk patients. N Engl J Med, 2000, 343: 65-66.
53. Dahlof B, Devereux RB, Kjeldsen SE, et al. Cardiovascular morbidity and mortality in the Losartan Intervention For Endpoint reduction in hypertension study (LIFE): a randomized trial against atenolol. Lancet, 2002, 359: 995-1003.
54. Colhoun HM, Betteridge DJ, Durrington PN, et al. Primary prevention of cardiovascular disease with atorvastatin in type 2 diabetes in the Collaborative Atorvastatin Diabetes Study (CARDS): multicentre randomized placebo-controlled trial. Lancet, 2004, 364: 685-696.
55. Collins R, Armitage J, Parish S, et al. MRC/BHF Heart Protection Study of cholesterol-lowering with simvastatin in

5963 people with diabetes：a randomized placebo-controlled trial. Lancet，2003，361：2005-2016.
56. 中华医学会糖尿病学分会. 2007 年版中国 2 型糖尿病防治指南. 中华内分泌杂志，2008，24（2）：2a-1-22.
57. Rohlfing CL，Wiedmeyer HM，Little RR，et al. Defining the relationship between plasma glucose and HbA（1c）：analysis of glucose profiles and HbA（1c）in the Diabetes Control and Complications Trial. Diabetes Care，2002，25：275-278.
58. 中华医学会糖尿病学分会代谢综合征研究协作组. 中华医学会糖尿病学分会关于代谢综合征的建议. 中华糖尿病杂志，2004，12：156-161.
59. 朱大龙. 聚焦 CDS 2010. http://www.dxsw.org/l/p83/47464.htm.
60. Ceriello A，Colagiuri S. International Diabetes Federation guideline for management of postmeal glucose：a review of recommendations. Diabet Med，2008，25：1151-1156.
61. Zhang X，Patel A，Horibe H，et al. Cholesterol，coronary heart disease，and stroke in the Asia Pacific region. Int J Epidemiol，2003，32：563-572.
62. Expert panel on detection，evaluation and treatment of high blood cholesterol in adults. Executive Summary of The Third Report of The National Cholesterol Education Program（NCEP）Expert Panel on Detection，Evaluation，And Treatment of High Blood Cholesterol In Adults（Adult Treatment Panel Ⅲ）. JAMA，2001，285：2486-2497.
63. Corvol JC，Bouzamondo A，Sirol M，et al. Differential effects of lipid-lowering therapies on stroke prevention：a meta-analysis of randomized trials. Arch Intern Med，2003，163：669-676.
64. Baigent C，Keech A，Kearney PM，et al. Efficacy and safety

of cholesterol-lowering treatment: prospective meta-analysis of data from 90 056 participants in 14 randomized trials of statins. Lancet, 2005, 366: 1267-1278.

65. Collins R, Armitage J, Parish S, et al. Effects of cholesterol-lowering with simvastatin on stroke and other major vascular events in 20536 people with cerebrovascular disease or other high-risk conditions. Lancet, 2004, 363: 757-767.

66. Amarenco P, Bogousslavsky J, Callahan A 3rd, et al. High-dose atorvastatin after stroke or transient ischemic attack. N Engl J Med, 2006, 355: 549-559.

67. Ovbiagele B, Saver JL. Intensive statin therapy after stroke or transient ischemic attack: a sparcling success? Stroke, 2007, 38: 1110-1112.

68. Amarenco P, Benavente O. EXPRESS transient ischemic attack study: speed the process! Stroke, 2008, 39: 2400-2401.

69. 中国成人血脂异常防治指南制订联合委员会. 中国成人血脂异常防治指南. 中华心血管病杂志, 2007, 35: 390-427.

70. Guyton JR. Benefit versus risk in statin treatment. Am J Cardiol, 2006, 97: 95C-97C.

71. Henyan NN, Riche DM, East HE, et al. Impact of statins on risk of stroke: a meta-analysis. Ann Pharmacother, 2007, 41: 1937-1945.

72. O'Regan C, Wu P, Arora P, et al. Statin therapy in stroke prevention: a meta-analysis involving 121 000 patients. Am J Med, 2008, 121: 24-33.

73. Amarenco P, Goldstein LB, Szarek M, et al. Effects of intense low-density lipoprotein cholesterol reduction in patients with stroke or transient ischemic attack: the Stroke Prevention by Aggressive Reduction in Cholesterol Levels (SPARCL) trial. Stroke, 2007, 38: 3198-3204.

74. Goldstein LB, Amarenco P, Szarek M, et al. Hemorrhagic stroke in the Stroke Prevention by Aggressive Reduction in Cholesterol Levels study. Neurology, 2008, 70: 2364-2370.
75. Sillesen H, Amarenco P, Hennerici MG, et al. Atorvastatin Reduces the Risk of Cardiovascular Events in Patients With Carotid Atherosclerosis. A Secondary Analysis of the Stroke Prevention by Aggressive Reduction in Cholesterol Levels (SPARCL) Trial. Stroke, 2008, 39 (12): 3297-3303.
76. Jones P, Kafonek S, Laurora I, et al. Comparative dose efficacy study of atorvastatin versus simvastatin, pravastatin, lovastatin, and fluvastatin in patients with hypercholesterolemia (the CURVES study). Am J Cardiol, 1998, 81: 582-587.
77. Grundy SM, Cleeman JI, Merz CN, et al. Implications of recent clinical trials for the National Cholesterol Education Program Adult Treatment Panel Ⅲ Guidelines. J Am Coll Cardiol, 2004, 44: 720-732.
78. Bolego C, Baetta R, Bellosta S, et al. Safety considerations for statins. Curr Opin Lipidol, 2002, 13: 637-644.

第 2 章 大动脉粥样硬化患者的干预治疗

第一节　颈动脉内膜剥脱术

一、颈动脉内膜剥脱术的循证医学证据

根据北美症状性颈动脉内膜切除试验（NASCET）标准确定颈动脉狭窄程度[1]，颈动脉内膜剥脱术（CEA）降低了同侧颈内动脉（ICA）严重狭窄（70%～99%）患者再发致残性卒中或死亡的风险（RR 0.52），伴有中度同侧颈内动脉狭窄（50%～69%）的患者也可能从 CEA 中获益[2]。欧洲症状性颈动脉内膜切除试验（ESCT）由于应用的判断 ICA 狭窄程度的标准不同，所以试验结果与 NASCET 略有不同，但是将 ESCT 标准转化为 NASCET 标准后，两个试验结果显示了惊人的一致性[3-5]。对于轻或中度狭窄（<50%）的患者，手术风险大于获益[6-7]。Rothwell 等对 NASCET 和 ESCT 的试验数据进行联合分析，进行 5 年的随访，结果显示最近一次卒中症状发生后距离手术的时间是影响手术效果的危险因素（$P=0.009$），该研究得出结论，CEA 的效果不仅仅与狭窄程度有关，同时与手术距离最后一次症状发生的时间相关。在发生脑血管事件后，CEA 应尽早进行（理想是在 2 周内）[8]。手术操作及过程对于预防围术期卒中再发非常重要，术中颈动脉补片的使用能减少围术期动脉闭塞和再狭窄的发生[9]。过去对于老年患者（>75 岁）是否适合施行 CEA 存在

着偏见，认为由于老年患者健康状况不佳，手术耐受性差，因此不适宜手术。但是，NASCET 的 409 例老年患者的研究结果显示，不管颈动脉的狭窄程度如何，药物治疗的卒中风险都是最高的，两年的同侧缺血性卒中发生率在狭窄度为 70%～99%的老年患者中为 36.5%，狭窄程度为 50%～69%的患者卒中发生率为 24.9%，这明显高于 CEA 治疗的术后卒中发生率，CEA 治疗使严重颈动脉狭窄的老年患者的卒中发生率下降了 28.9%，使中重度颈动脉狭窄的老年患者的卒中发生率下降了 17.3%。因此得出结论，不伴有器官功能衰竭或严重心脏病的高龄患者（>75 岁）能从 CEA 中获益[10]。女性伴有症状性颈动脉严重狭窄（>70%）的患者应该进行 CEA，而程度更轻的患者应进行药物治疗[11]。出现一过性黑矇，合并一项高危因素的严重颈动脉狭窄的患者应考虑施行 CEA；出现一过性黑矇，不合并危险因素的患者最好接受药物治疗[12]。合并轻-中度颅内及重度颅外动脉狭窄的颈动脉狭窄患者应进行 CEA[13]。腔隙性脑梗死患者从 CEA 中获益很少[14]。伴有脑白质疏松的患者围术期风险增加[15]。对侧 ICA 闭塞不是 CEA 的禁忌证，但增加围术期风险[16]。颈动脉次全闭塞患者接受 CEA 治疗有益处但获益不明显[17]。颈动脉狭窄患者于 CEA 术前和术后均应使用阿司匹林[7, 18]。

二、各个国家关于颈动脉内膜剥脱术的推荐建议

各个国家针对颈动脉内膜剥脱术的推荐建议见表 2-1。

表 2-1　不同国家针对颈动脉内膜剥脱术的推荐建议的比较

指南来源	推荐意见
《中国缺血性卒中和短暂性脑缺血发作二级预防指南 2010》[19]	1. 颈动脉狭窄 70%～99%的患者，CEA 仅能在围术期并发症（所有卒中和死亡）发生率<6%的医院进行（Ⅰ级推荐，A 级证据）。 2. 颈动脉狭窄 50%～69%的患者，CEA 仅能在围术期并发症（所有卒中和死亡）发生率<3%的医学中心进行（Ⅰ级推荐，A 级证据），近期（2 周内）出现半球症状、男性、年龄≥75 岁的患者最有可能从中获益（Ⅰ

续表

指南来源	推荐意见
	级推荐，A 级证据）。 3. 建议在最近一次缺血事件发生后尽快进行 CEA，理想时间是在 2 周内（Ⅱ级推荐，B 级证据）。 4. 不建议给颈动脉狭窄＜50％的患者进行 CEA（Ⅰ级推荐，A 级证据）。 5. 建议术后继续抗血小板治疗（Ⅰ级推荐，A 级证据）。
美国心脏病学会/美国卒中协会卒中委员会（AHA/ASA）《美国缺血性卒中或短暂性脑缺血发作患者的卒中预防指南》[20]	①对于近期发生 TIA 或 6 个月内发生缺血性卒中合并同侧严重颈动脉狭窄（70％～99％）的患者，如果预计围术期患病率和病死率风险＜6％，推荐进行 CEA（Ⅰ类，A 级证据）。 ②对于近期发生 TIA 或 6 个月内发生缺血性卒中合并同侧中度颈动脉狭窄（50％～69％）的患者，如果预计围术期患病率和病死率风险＜6％，推荐进行 CEA，取决于患者人口学特征，例如年龄、性别以及并存疾病（Ⅰ类，B 级证据）。 ③当狭窄程度＜50％时，无颈动脉再通指征（无论 CEA 或颈动脉血管成形及支架置入术）（Ⅲ类，A 级证据）。 ④当 TIA 或卒中患者有行 CEA 指征时，如果无早期再通禁忌证，在两周内进行手术是合理的，而非延迟手术（Ⅱa 类，B 级证据）。
2008 年欧洲卒中组织执行委员会和欧洲卒中组织写作委员会《缺血性卒中及短暂性脑缺血发作治疗指南》[21]	建议狭窄率达 70％～99％的患者进行 CEA（Ⅰ类证据，A 级建议）。CEA 只能在围术期并发症（所有卒中和死亡）发生率＜6％的医学中心进行（Ⅰ类证据，A 级建议）。 建议在最近一次缺血事件后尽早进行 CEA，最理想是在两周内进行（Ⅱ类证据，B 级建议）。 建议狭窄率达 50％～69％的某些患者，可考虑 CEA 治疗；最近出现半球症状的男性患者，最有可能获益（Ⅲ类证据，C 级水平）。狭窄率达 50％～69％患者进行 CEA 只能在围术期并发症（所有卒中和死亡）发生率＜3％的医学中心进行（Ⅰ类证据，A 级水平）。 不建议为狭窄率＜50％的患者实施 CEA（Ⅰ类证据，A 级水平）。 建议术前及术后继续抗血小板治疗（Ⅰ类证据，A 级水平）。

续表

指南来源	推荐意见
加拿大阿尔伯塔省卒中策略——卒中二级预防[22]	1. 除非有禁忌证，否则伴同侧颈动脉狭窄 70%～99%的 TIA 或非致残性卒中患者应该在 TIA 或卒中发生两周内进行 CEA（A 级证据）。 2. 推荐中度症状性狭窄（50%～69%）的患者选择性进行 CEA（A 级证据）。 3. CEA 应该由围术期的发病率和死亡率＜6%的外科医生实施（A 级证据）。 4. 轻度狭窄（＜50%）的患者进行 CEA 是禁忌。 5. 无症状性颈动脉狭窄患者应该咨询专门的卒中预防诊所。积极处理危险因素。
澳大利亚《卒中患者临床处理指南》[23]	颈动脉供血区非致残性缺血性卒中或 TIA 患者，伴有同侧颈动脉狭窄 70%～99%（NASCET 标准），可进行 CEA。手术应由围术期死亡率/发病率＜6%的专业外科医生完成（A 级推荐）。 缺血性卒中或 TIA 患者，伴有症状性颈动脉狭窄 50%～69%（NASCET 标准）或无症状性颈动脉狭窄＞60%（NASCET 标准），可行高度选择的（参考年龄、性别和合并疾病）CEA。手术应由围术期死亡率/发病率＜3%的专业外科医生完成（A 级推荐）。 符合适应证的患者，患者病情稳定时应当在卒中后尽快实施 CEA（两周内较理想）（A 级推荐）。 CEA 仅能在颈动脉手术结局得到常规审核的医疗中心由专业外科医生完成（B 级推荐）。 症状性颈动脉狭窄＜50%（NASCET 标准）或无症状性颈动脉狭窄＜60%（NASCET 标准）的患者不推荐进行 CEA（A 级推荐）。

三、颈动脉内膜剥脱术的临床工具

（一）术前准备

1. 心、肺、肝、肾及凝血功能的检查。

2. 口服华法林者术前 3 天改用静脉肝素滴入。

3. 口服氯吡格雷者至少停用 5～7 天。手术当日停用阿司匹林。

4. 术前血糖控制在 10 mmol/L 以下，血压控制在150/90 mmHg左右。

（二）术后并发症处理

围术期并发症包括脑卒中、心肌梗死和死亡。术后并发症有颅神经损伤、伤口血肿、高血压、低血压、高灌注综合征、脑出血、癫痫以及复发性狭窄。这些并发症中，只有颅神经损伤和复发性狭窄与术后早期护理无直接关系。

1. 伤口血肿

术后伤口血肿是相对常见的一个并发症。伤口血肿一般相对较小，几乎很少引起不适。大的血肿或有扩散倾向的需要紧急处理。如气道未发生阻塞，则应在手术室对患者进行紧急血肿清理操作。如气道被血肿堵塞，则应该尽快打开伤口，清理血肿。在内膜剥脱术后关闭切口时进行细致的止血，是减少这一并发症的重要因素。

2. 高血压

高血压是颈动脉内膜剥脱术后一个很重要的并发症。血压控制不良会增加一些术后并发症出现的概率，如颈部血肿和高灌注综合征。

术前高血压是出现术后高血压的一个重要的决定因素。大约有 21%的血压正常患者在颈动脉内膜剥脱术后血压都会升高，且最多的是在术后 48 小时内出现。大约 73.5%的患者在术后 24 小时内血压都是不稳定的，这往往只是短暂的，血压持续升高者很少见。但是要注意，接受双侧颈动脉内膜剥脱术后容易出现一种“压力反射衰竭综合征”（即压力感受器反射受损，患者表现为血压波动明显，对可乐定高度敏感），甚至在接受一侧颈动脉内膜剥脱术后也会出现。

3. 术后低血压

大约 5%的患者会出现术后低血压，补液或输注低剂量的肾上腺素效果较好，通常都能在 24～48 小时内恢复。对术后显著低血压的患者应检查心电图和心肌酶以排除心肌梗死。

4. 高灌注综合征

颈动脉内膜剥脱术后的高灌注综合征易出现在有严重狭窄和长期低灌注导致脑瘫或脑自动调节功能受损的患者。

对于有出现高灌注综合征危险的患者进行严格的血压控制，可以降低高灌注综合征的严重程度。

5. 脑出血

脑出血是继发于高灌注综合征的一个很严重的并发症。内膜剥脱术后出现颅内出血的相关危险因素包括高血压、颈动脉狭窄病变严重、侧支循环差以及血管造影图上显示大脑中动脉区域流速慢。

6. 癫痫发作

颈动脉内膜剥脱术后癫痫一般不常见。术后脑梗死或脑出血的情况下出现癫痫归因于高灌注综合征及处于高血压脑病的早期阶段。由高灌注综合征导致的脑水肿是癫痫发作的一个重要原因。

第二节　颅内外动脉狭窄的血管内治疗

一、颅内外动脉狭窄血管内治疗的循证医学证据

颈动脉血管成形及支架置入术（CAS）是近年来出现的颈动脉粥样硬化狭窄的治疗方法之一。现有CAS的临床试验都是与相对成熟的颈动脉内膜剥脱术（CEA）作比较，而后者在20世纪90年代有与内科治疗进行比较的临床试验结果[2, 24-25]。但是，由于目前CAS技术仍在不断进步，最佳的内科治疗的定义也在发生改变，未来CAS、CEA和内科治疗的比较研究结果有可能更新[26]。临床医生应根据国际相关领域的进展状况更新观念。CAS的疗效部分依赖于操作者的技术水平，目前在中国还没有一项设计良好的研究说明CAS和CEA在中国不同级别医院开展的可行性。临床医生在重点学习指南的同时，应结合当地医院的实际情况作出临床决策。

多项研究提示，CAS 可以有效治疗症状性颈动脉狭窄，但是没有证据提示其在卒中二级预防中优于 CEA[27-30]，目前没有直接将 CAS 与最好的内科治疗进行比较的研究。在 CAVATAS（颈动脉和椎动脉血管内成形术试验）中，介入治疗组有 26％实施了支架置入术，其余的 74％患者仅实施了血管成形术；与外科治疗相比，CAS 治疗症状性颈动脉狭窄具有相似的卒中二级预防的有效性（致残性卒中或死亡发生率 6.4％ *vs.* 5.9％），较少的颅神经病变、颈部血肿的并发症和较高的再狭窄率[27]。在法国 EVA3S 试验中，CAS 组患者的卒中/死亡率都高于 CEA 组（9.6％ *vs.* 3.9％，RR2.5，95％ CI 1.2～5.1），由于显著的差异和安全性原因，在募集 527 例患者后该试验提前终止[28]。与其他临床试验相比，在 EVA3S 试验中对介入医生的操作经验没有严格的要求。在 SPACE 研究中，接受 CAS 和 CEA 治疗的患者在 30 天内出现同侧卒中或死亡的终点事件发生率为 6.8％和 6.3％（ 90％ CI 1.89％～2.91％，P＝0.09）[29]。SPACE 研究的亚组分析提示 CAS 组的卒中发生率随着年龄增加而显著增加，68 岁以上的患者在 30 天内卒中或死亡的概率达到 10.8％，而 68 岁以下仅为 2.7％；在 CEA 组则无此现象[31]。一项进行中的大规模多中心的 CREST 试验的中期结果表明，CAS 的围术期合并症随着年龄的增长而增加，在 80 岁以上的患者中，其合并症发生率达到 12.1％[32]。2008 年 2 月的一项荟萃分析显示 30 天内卒中或死亡风险 CAS 较 CEA 更高[33]。

目前还没有一个随机、双盲、对照试验来比较最好的内科治疗与颅内支架置入术之间的疗效差异。根据 WASID 试验研究结果，在临床上常规使用阿司匹林和华法林的情况下，颅内血管疾病的卒中/死亡率达到 21.8％～22.1％（平均随访 1.8 年）[34]；相比较，颅内支架置入术后，中度或重度狭窄患者 1 年再发卒中概率约为 5％～7％（5.3％～7.2％），2 年约为 8％（8.2％～8.3％）[35-39]。但是内科临床试验与支架置入术试验的入组人群存在很大差异，此外，在 WASID 试验中，仅 10％的患者降脂治疗达到了 LDL＜70 mg/dl 的标准，44.1％的患者 LDL 仍高于 100 mg/dl，有近一半的患者收缩压仍在 140 mmHg 以上，提示患者并没有得到最理想的内科治疗[40]。颅内支架的可行性和安全性在由有经验的介入医生参与的临床试验中得到了肯定，但是较高的再狭窄率仍是一个需要解决的问题[39]。

二、各个国家关于颅内外动脉狭窄血管内治疗管理的推荐建议

各个国家针对卒中后颅内外动脉狭窄血管内治疗的推荐建议见表 2-2。

表 2-2　不同国家针对卒中后颅内外动脉狭窄血管内治疗的推荐建议的比较

指南来源	推荐意见
2010 年《中国缺血性卒中和短暂性脑缺血发作二级预防指南》[19]	1. CAS 仅能在围术期死亡率和合并症发生率＜6％的医院进行（Ⅰ级推荐，A 级证据）。 2. 对于颈动脉高度狭窄（＞70％）的有症状患者，如果有 CEA 禁忌或手术不能到达病灶、CEA 后早期再狭窄、放疗后狭窄，可考虑行 CAS（Ⅱ级推荐，B 级证据）。对于高龄患者行 CAS 要慎重（Ⅱ级推荐，A 级证据）。 3. 症状性颅内动脉狭窄患者行血管内治疗可能有效（Ⅱ级推荐，B 级证据）。
美国心脏病学会/美国卒中协会卒中委员会（AHA/ASA）《美国缺血性卒中或短暂性脑缺血发作患者的卒中预防指南》[20]	有症状患者，当颈内动脉管腔直径狭窄程度非侵袭性影像检查提示＞70％或导管成像检查提示＞50％时，血管内操作发生并发症的风险为中等或较低，CAS 可作为 CEA 的替代方案（Ⅰ类，B 级证据）。 对于症状性严重狭窄（＞70％）患者，当狭窄超出手术所能及、内科情况大大增加手术风险或存在其他特殊情况（例如放射诱导的血管狭窄或 CEA 后再狭窄），可以考虑行 CAS（Ⅱb 类，B 级证据）。 当证实操作者的围操作期患病率和病死率为 4％～6％，与其他 CEA 和 CAS 试验观察到的相似时，在上述情况下进行 CAS 是合理的（Ⅱa 类，B 级证据）。 颅外椎动脉狭窄患者，尽管接受了最佳药物治疗（包

续表

指南来源	推荐意见
	括抗栓药、他汀类药物和相关危险因素控制）但仍出现症状时，可以考虑进行血管内和手术治疗（Ⅱb类，C级证据）。 对由于颅内大动脉狭窄50%～99%导致的卒中或TIA患者，血管造影术和（或）支架置入术的作用尚属未知，需要继续研究（Ⅱb类，C级证据）。
2008年欧洲卒中组织执行委员会和欧洲卒中组织写作委员会《缺血性卒中及短暂性脑缺血发作治疗指南》[21]	建议将颈动脉经皮腔内血管成形术和（或）支架置入术（CAS）仅用于筛选的患者（I类证据，A级水平）。仅限于有严重症状性颈动脉狭窄的下列患者：CEA禁忌、狭窄处于手术所不能达到的部位、早期CEA后再狭窄、放疗后狭窄（Ⅳ类证据，优良临床实践）。支架置入术前即联合给予氯吡格雷和阿司匹林，持续至术后至少1个月（Ⅳ类证据，优良临床实践）。 症状性颅内动脉狭窄患者可考虑进行血管内治疗（Ⅳ类证据，优良临床实践）。
加拿大阿尔伯塔省卒中策略——卒中二级预防[22]	颅外颈动脉疾病，由于技术上的、解剖上的或医学上的原因不能进行手术治疗的患者考虑行颈动脉支架置入术。
《澳大利亚卒中患者临床处理指南》[23]	颈动脉狭窄患者不建议常规行颈动脉支架置入术（A级推荐）。

三、颅内外动脉狭窄血管内治疗临床工具

（一）术前准备

1. 术前用药

（1）阿司匹林：300 mg/d×5 d

（2）氯吡格雷：75 mg/d×5d

2. 术前准备

（1）病史和体格检查。

（2）进行神经系统检查和NIHSS评分以记录术前神经功能

缺损。

（3）实验室检查：肾功能、肝功能、血脂、血糖、凝血功能和血细胞计数。

（4）颈动脉和全身动脉狭窄的无创性评价：颈动脉双功能超声、计算机断层成像血管造影（CTA）或对比增强磁共振血管成像（CEMRA）、下肢动脉超声、心功能和超声心动。

（5）既往有过神经系统症状的患者进行头颅 CT 和（或）磁共振血管成像（MRA）检查。

（6）进行主动脉弓和颈动脉血管造影，有冠心病症状患者联合进行冠状动脉造影。

（7）签署知情同意书。

（8）适当补液。

（二）手术操作步骤要点

1. 适度镇静。
2. 应用特殊设计的头架固定头部。
3. 对侧手握可挤压的玩具。
4. 仔细监测血流动力学和心律。
5. 建立血管入路。
6. 静脉注射肝素使活化凝血时间（ACT）维持在 250～300 s。
7. 放置颈动脉鞘或导引导管。
8. 放置颈动脉保护器-EPD。
9. 展开颈动脉保护器-EPD。
10. 选择性静脉注射阿托品。
11. 进行球囊扩张。
12. 释放支架。
13. 必要时再次进行球囊扩张。
14. 如果存在双侧病变，仅行单侧支架置入术。
15. 进行同侧颈动脉和颅内循环分流的术后血管造影。

（三）术后处理

1. ACT 50s 时撤出动脉鞘，在操作者的判断下使用血管闭合装置。

2. 进行血流动力学监测。

3. 争取早期下床活动。

4. 阿司匹林 81～325 mg/d，长期服用。

5. 氯吡格雷 75 mg/d，至少服用 30 d，甚至服用半年到一年。

6. 进行神经系统检查和 NIHSS 评分以记录术后神经功能缺损。

7. 术后 30 天、6 个月进行颈动脉超声检查，此后每年 1 次进行颈动脉超声检查。

（四）颅内动脉血管内治疗术前的药物治疗

颅内血管成形术或支架辅助的血管成形术的术前准备如下所述。

1. 接受长期抗凝治疗的患者需要把静脉普通肝素治疗改变为低分子肝素治疗。

2. 为了预防围术期血小板性血栓形成，患者一般会在术前接受数天的肠溶乙酰水杨酸和氯吡格雷联合治疗。术前乙酰水杨酸每天剂量为 81～325 mg，氯吡格雷为每天 75～300 mg。有缺血性卒中的患者在介入前易出现出血并发症，特别是在联合应用两种抗血小板制剂的情况下。

3. 严重颅内血管狭窄和灌注不良患者的血压控制十分重要。平时服用降压药治疗的患者，在操作前脑血流灌注可以稳定住。其他一些患者可能还需要在血管内血管重建前静脉注入降压药。

4. 一些术者在介入前几天或介入当天令患者口服（60 mg）或静脉输入尼莫地平（0.6～2.0 mg/h），将它作为神经保护剂。这种药物使用方法的效果尚需证实。

（五）围术期抗凝

1. 肝素的使用

间断单剂使用或在首剂之后持续静脉泵入低分子肝素，首剂可以为 2000 U、3000 U、5000 U 或 10 000 U，或者在治疗开始时按70 U/kg体重给一次基础量。对持续接受血小板糖蛋白Ⅱb/Ⅲa抑制剂的患者，肝素首剂可以按50 U/kg体重给药。抗凝效果通过活化凝血时间进行监测。根据患者不同，静脉内肝素可在介入后立即停药或者用药至介入后24 h甚至更长时间再停药。介入之后一般不需要拮抗肝素作用。

2. 血小板糖蛋白Ⅱb/Ⅲa抑制剂的使用

一些神经血管专家把血小板糖蛋白Ⅱb/Ⅲa抑制剂作为治疗动脉内血栓形成的药物。阿昔单抗的常规剂量为首剂0.25 mg/kg，之后以0.125 μg/（kg·min）维持。在使用阿昔单抗时，静脉肝素用量要相应调整，以活化凝血时间在200～250 s为宜。

3. 介入时血管扩张剂的使用

于介入开始时在邻近的主干血管或者受累血管狭窄部位近端输入血管扩张剂可以预防导管相关的血管收缩产生相应症状。这种药物包括硝酸甘油和二硝酸异山梨酯（单剂1.25～5.0 mg）。其他药物包括钙通道阻滞剂，如尼卡地平、维拉帕米。在任何动脉内血管扩张剂使用的前后都应该测量狭窄级别。

（六）围术期血压管理

有些术者把患者的24 h血压控制在正常至略高水平（120～140 mmHg）或略低水平。对高血压患者使用乌拉地尔，对低血压患者则使用血浆扩容剂加等渗液体并避免使用儿茶酚胺。对于有高灌注综合征的患者，收缩压应保持在120 mmHg以下。

参考文献

1. Rothwell PM，Eliasziw M，Gutnikov SA，et al. Analysis of pooled data from the randomized controlled trials of endarterectomy for symptomatic carotid stenosis. Lancet，2003，361：107-116.
2. North American Symptomatic Carotid Endarterectomy Trial Collaborators. Beneficial effect of carotid endarterectomy in

symptomatic patients with high-grade carotid stenosis. N Engl J Med，1991，325：445-453.
3. European carotid surgery trialists collaborative group. Endarterectomy for moderate symptomatic carotid stenosis：interim results from the MRC European Carotid Surgery Trial. Lancet，1996，347：1591-1593.
4. Barnett HJ，Warlow CP. Carotid endarterectomy and the measurement of stenosis. Stroke，1993，24：1281-1284.
5. Rothwell PM，Gutnikov SA，Warlow CP. Reanalysis of the final results of the European Carotid Surgery Trial. Stroke，2003，34：514-523.
6. Cina CS，Clase CM，Haynes RB. Carotid endarterectomy for symptomatic carotid stenosis. Cochrane Database Syst Rev，2000：CD001081.
7. Taylor DW，Barnett HJ，Haynes RB，et al. Low-dose and high-dose acetylsalicylic acid for patients undergoing carotid endarterectomy：a randomized controlled trial. ASA and Carotid Endarterectomy（ACE）Trial Collaborators. Lancet，1999，353：2179-2184.
8. Rothwell PM，Eliasziw M，Gutnikov SA，et al. Endarterectomy for symptomatic carotid stenosis in relation to clinical subgroups and timing of surgery. Lancet，2004，363：915-924.
9. Bond R，Rerkasem K，AbuRahma AF，et al. Patch angioplasty versus primary closure for carotid endarterectomy. Cochrane Database Syst Rev，2004：CD000160.
10. Alamowitch S，Eliasziw M，Algra A，et al. Risk，causes，and prevention of ischaemic stroke in elderly patients with symptomatic internal-carotid-artery stenosis. Lancet，2001，357：1154-1160.
11. Rothwell PM，Eliasziw M，Gutnikov SA，et al. Sex differ-

ence in the effect of time from symptoms to surgery on benefit from carotid endarterectomy for transient ischemic attack and nondisabling stroke. Stroke, 2004, 35: 2855-2861.

12. Benavente O, Eliasziw M, Streifler JY, et al. Prognosis after transient monocular blindness associated with carotid-artery stenosis. N Engl J Med, 2001, 345: 1084-1090.
13. Barnett HJ, Meldrum HE, Eliasziw M. The appropriate use of carotid endarterectomy. CMAJ, 2002, 166: 1169-1179.
14. Inzitari D, Eliasziw M, Sharpe BL, et al. Risk factors and outcome of patients with carotid artery stenosis presenting with lacunar stroke. North American Symptomatic Carotid Endarterectomy Trial Group. Neurology, 2000, 54: 660-666.
15. Streifler JY, Eliasziw M, Benavente OR, et al. Lack of relationship between leukoaraiosis and carotid artery disease. The North American Symptomatic Carotid Endarterectomy Trial. Arch Neurol, 1995, 52: 21-24.
16. Gasecki AP, Eliasziw M, Ferguson GG, et al. Long-term prognosis and effect of endarterectomy in patients with symptomatic severe carotid stenosis and contralateral carotid stenosis or occlusion: results from NASCET. North American Symptomatic Carotid Endarterectomy Trial (NASCET) Group. J Neurosurg, 1995, 83: 778-782.
17. Morgenstern LB, Fox AJ, Sharpe BL, et al. The risks and benefits of carotid endarterectomy in patients with near occlusion of the carotid artery. North American Symptomatic Carotid Endarterectomy Trial (NASCET) Group. Neurology, 1997, 48: 911-915.
18. Lindblad B, Persson NH, Takolander R, et al. Does low-dose acetylsalicylic acid prevent stroke after carotid surgery?

A double-blind, placebo-controlled randomized trial. Stroke, 1993, 24: 1125-1128.

19. 中华医学会神经病学分会脑血管病学组缺血性脑卒中二级预防指南撰写组. 中国缺血性卒中和短暂性脑缺血发作二级预防指南 2010. 中华神经科杂志, 2010: 154-160.

20. Furie KL, Kasner SE, Adams RJ, et al. Guidelines for the Prevention of Stroke in Patients With Stroke or Transient Ischemic Attack: A Guideline for Healthcare Professionals From the American Heart Association/American Stroke Association. Stroke, 2011, 42: 227-276.

21. European stroke organization (ESO) executive committee, ESO writing group. Guidelines for management of ischaemic stroke and transient ischaemic attack 2008. Cerebrovasc Dis, 2008, 25: 457-507.

22. Alberta Provincial Stroke Strategy Pillar 2 Inpatient Care Working Group. APSS- Inpatient Care for Stroke. http://www. strokestrategy. ab. ca/pillar-recommendations. html, 2009.

23. The national stroke foundation. Guidelines for stroke management. http://www. strokefoundation. com. au.

24. European Carotid surgery trialists collaborative group. Randomised trial of endarterectomy for recently symptomatic carotid stenosis: final results of the MRC European Carotid Surgery Trial (ECST). Lancet, 1998, 351: 1379-1387.

25. Barnett HJ, Taylor DW, Eliasziw M, et al. Benefit of carotid endarterectomy in patients with symptomatic moderate or severe stenosis. North American Symptomatic Carotid Endarterectomy Trial Collaborators. N Engl J Med, 1998, 339: 1415-1425.

26. Levy EI, Mocco J, Samuelson RM, et al. Optimal treatment

of carotid artery disease. J Am Coll Cardiol，2008，51：979-985.

27. Endovascular versus surgical treatment in patients with carotid stenosis in the Carotid and Vertebral Artery Transluminal Angioplasty Study（CAVATAS）：a randomized trial. Lancet，2001，357：1729-1737.
28. Mas JL，Chatellier G，Beyssen B，et al. Endarterectomy versus stenting in patients with symptomatic severe carotid stenosis. N Engl J Med，2006，355：1660-1671.
29. Ringleb PA，Allenberg J，Bruck*m*ann H，et al. 30 day results from the SPACE trial of stent-protected angioplasty versus carotid endarterectomy in symptomatic patients：a randomized non-inferiority trial. Lancet，2006，368：1239-1247.
30. Yadav JS，Wholey MH，Kuntz RE，et al. Protected carotid-artery stenting versus endarterectomy in high-risk patients. N Engl J Med，2004，351：1493-1501.
31. Stingele R，Berger J，Alfke K，et al. Clinical and angiographic risk factors for stroke and death within 30 days after carotid endarterectomy and stent-protected angioplasty：a subanalysis of the SPACE study. Lancet Neurol，2008，7：216-222.
32. Hobson RW 2nd，Howard VJ，Roubin GS，et al. Carotid artery stenting is associated with increased complications in octogenarians：30-day stroke and death rates in the CREST lead-in phase. J Vasc Surg，2004，40：1106-1111.
33. Brahmanandam S，Ding EL，Conte MS，et al. Clinical results of carotid artery stenting compared with carotid endarterectomy. J Vasc Surg，2008，47：343-349.
34. Chimowitz MI，Lynn MJ，Howlett-Smith H，et al. Comparison

of warfarin and aspirin for symptomatic intracranial arterial stenosis. N Engl J Med, 2005, 352: 1305-1316.

35. Jiang WJ, Xu XT, Du B, et al. Long-term outcome of elective stenting for symptomatic intracranial vertebrobasilar stenosis. Neurology, 2007, 68: 856-858.

36. Marks MP, Wojak JC, Al-Ali F, et al. Angioplasty for symptomatic intracranial stenosis: clinical outcome. Stroke, 2006, 37: 1016-1020.

37. Gupta R, Zaidat O, Majid A. US multicenter experience with the Wingspan stent system for the treatment of intracranial atheromatous disease: periprocedural results. Stroke, 2007, 38: e80; author reply e81-2.

38. Bose A, Hartmann M, Henkes H, et al. A novel, self-expanding, nitinol stent in medically refractory intracranial atherosclerotic stenoses: the Wingspan study. Stroke, 2007, 38: 1531-1537.

39. Zaidat OO, Klucznik R, Alexander MJ, et al. The NIH registry on use of the Wingspan stent for symptomatic 70%～99% intracranial arterial stenosis. Neurology, 2008, 70: 1518-1524.

40. Chaturvedi S, Turan TN, Lynn MJ, et al. Risk factor status and vascular events in patients with symptomatic intracranial stenosis. Neurology, 2007, 69: 2063-2068.

第 3 章
心源性脑栓塞的抗栓治疗

关于心源性脑栓塞的发生率我国尚缺乏确切的统计资料，国际上统计其平均占缺血性卒中的20%。据美国AHA/ASA 2006年《卒中二级预防指南》的数据，在心源性脑栓塞患者中，约50%有非瓣膜性心房颤动病史、1/4有瓣膜性心脏病史、1/3有左室附壁血栓、60%的左室来源血栓与急性心肌梗死有关。另外，心室内血栓也见于左室功能衰竭的患者，导致卒中风险增加。伴有心脏病史的卒中/TIA患者会有更高的卒中复发风险。所以通常对这类高危患者推荐采取抗血栓治疗以防止心源性卒中的发生。

第一节 心房颤动

一、心房颤动诊疗的循证医学证据

心房颤动（房颤）是卒中的重要危险因素。一般认为，无论持续性房颤还是阵发性房颤都是首次或再发卒中的强烈预测因素。根据我国2004年发表的大规模房颤流行病学调查资料[1]，14个省市共29079人接受了调查，房颤的人群发病率为0.77%，男性略高于女性，所有房颤病人中瓣膜型、非瓣膜型及孤立性房颤所占比例分别为12.9%、65.2%和21.9%。房颤病人中卒中患者以缺血性卒中为主，房颤病人的卒中发生率达到12.1%，明显高于非房颤人群的2.3%（$P<0.01$）。房颤的发生随年龄增长而增加，是老年人最常见的心律失常类型，此次调查显示中国

老年人房颤患病率为7.5%。

2003年发表的一项中华医学会心血管病学分会进行的中国房颤住院病例回顾性调查显示[2]，从1991年至2001年3年内入选的9297例住院患者中，3年内有房颤的患者占同期住院患者的7.9%，且呈逐年上升的趋势，随年龄增高而比率递增。房颤患者的卒中患病率为17.5%。

而另一项2003年发表的中国住院房颤患者调查[3]纳入了4511例房颤患者，其中瓣膜性房颤1086例，非瓣膜性房颤3425例，全部房颤患者中卒中/TIA发生率为24.81%，发生两次卒中者有13.18%。多元回归分析显示，年龄≥75岁、高血压、糖尿病、左房血栓等是卒中的独立危险因素。

对伴有心房颤动的卒中/TIA患者实施二级预防抗栓治疗是公认的重要措施。关于应用口服抗凝剂华法林进行抗凝治疗预防卒中的疗效，国际上已有多项关于华法林与安慰剂对照进行卒中一级预防试验的资料。关于卒中二级预防中华法林的疗效曾有不同的结论，但近年的循证医学证据均支持应用华法林。不同的资料均显示华法林的有效性，可将卒中的总体危险降低68%，明显降低卒中的年发生率至1.4%，而安慰剂组为4.5%。华法林治疗也是相对安全的，应用华法林的患者出现大出血的年发生率为1.3%，而安慰剂组为1%。

2004年的一个综合分析[4]评价了有缺血性卒中/TIA病史伴有房颤的患者应用华法林治疗的结果，纳入2个随机临床试验的485例患者，分别随访1.7年和2.5年。结果显示，华法林减少患者卒中复发率约60%，减少所有血管事件约50%，同时增加出血的机会，但没有颅内出血的报道。

房颤患者应用阿司匹林或氯吡格雷抗栓治疗预防卒中有效的证据中，较有影响力的是2002年发表的ATC荟萃分析[5]，关于抗血小板治疗在卒中二级预防中的使用，该研究收集了1997年之前的287项随机对照研究，病例数20000例以上，比较了在闭塞性血管疾病的高危患者中抗血小板治疗的效果，主要终点包括心肌梗死、卒中和血管性死亡等。结果显示非致死性卒中的危险下降了 1/4。

2005 年公布的 ACTIVE-W 试验[6]结果报告了应用阿司匹林+氯吡格雷（双重抗血小板组）与华法林对照治疗的结果，华法林组比双重抗血小板组的主要终点（卒中、心肌梗死、栓塞和血管性死亡）年发生率显著降低（3.53% *vs.* 5.9%），相对危险降低 47%。两组出血危险相似。

2006 年发表的中国人群华法林与阿司匹林治疗预防非瓣膜性房颤患者血栓栓塞的随机对照研究[7]纳入了 704 例患者，主要终点为缺血性卒中和死亡。结果显示华法林组较阿司匹林组主要终点发生率显著降低（2.7% *vs.* 6.0%），相对危险降低 54%。华法林组出血发生率高于阿司匹林组（6.9% *vs.* 2.4%，$P<0.05$），总死亡率两组无显著差异。

2006 年 8 月 ACC/AHA 和 ESC 联合公布了新版《心房颤动治疗指南》[8]，更加强调房颤患者的抗栓治疗，首次采用卒中危险分层作为抗栓策略的依据。对有一项以上中危因素或任一项高危因素的患者要求必须使用华法林抗凝治疗。其他情况推荐使用阿司匹林抗血小板治疗。其推荐的卒中危险分层为：低危因素为女性、年龄 65～74 岁、冠心病、甲状腺功能亢进症中的任一项；中危因素为年龄≥75 岁、高血压、心力衰竭、左室收缩功能受损（左室射血分数≤35%或左心室短轴缩短率＜ 25% ）、糖尿病中的任一项；高危因素有血栓栓塞史（卒中史、一过性脑缺血发作、其他部位动脉栓塞）、风湿性心脏瓣膜病、有人工心脏瓣膜中的任一项。作为卒中/TIA 二级预防的对象，本指南所涉及的患者无疑都具有高危因素的基础。

国际上的循证医学证据中，房颤患者应用华法林预防卒中的有效而安全的指标是作为凝血检测指标的国际标准化比值（INR）维持在 2.0～3.0。我国 2004 年发表的一项华法林对中国房颤患者治疗的安全性和有效性研究[9]也证实了这一点。该调查回顾分析了 435 例房颤患者应用华法林抗凝治疗的情况和 INR 监测的情况，华法林疗程中位数 7 个月，平均剂量 2.77 mg±0.83 mg，出血发生率 7.11%。结论为中国人华法林抗凝目标

INR 值应为 1.5～3.0。

华法林疗效肯定但治疗剂量范围较窄，与多种食物及药物有相互作用，因此对于使用华法林的患者要详细了解药物配伍情况，增减药物时应充分考虑相互影响，并需要经常监测 INR 并调整华法林剂量。必须向患者充分说明注意事项。华法林的这些特点也明显限制了它的使用，目前正在寻找它的替代疗法。

利伐沙班（Rivaroxaban）是一种新型的口服Ⅹa 因子直接抑制剂，抗凝作用肯定，与常用药物间的相互作用很小，每日口服一次且无需凝血监测，可在任何年龄、性别、体重及肾功能受损的患者（肌酐清除率＞30 ml/min）中使用。已有关于利伐沙班在卒中二级预防中应用的观察试验[10]正在进行中。由于其尚未在中国上市，故中国指南不将其作为推荐内容。

关于房颤患者卒中后开始抗凝治疗的时机，目前尚无资料作为依据。

二、各个国家对心房颤动引起的卒中管理方面的推荐建议

各个国家对于心房颤动引起的卒中的推荐治疗建议见表 3-1。

表 3-1　不同国家对心房颤动引起的卒中的推荐治疗建议的比较

指南来源	推荐意见
2010 年《中国缺血性卒中和短暂性脑缺血发作二级预防指南》[11]	1. 对于心房颤动（包括阵发性）的缺血性卒中/TIA 患者，推荐使用适当剂量的华法林口服进行抗凝治疗，以预防再发的血栓栓塞事件。华法林的目标剂量是维持 INR 在 2.0～3.0 之间（Ⅰ级推荐，A 级证据）。 2. 对于不能接受抗凝治疗的患者，推荐使用阿司匹林抗血小板治疗（Ⅰ级推荐，A 级证据）。
美国心脏病学会/美国卒中协会卒中委员会 AHA/ASA《美国缺血性卒中或短暂性脑缺血发作患	1. 对于有阵发性（间歇性）或持续性房颤的缺血性卒中或 TIA 患者，推荐使用维生素 K 拮抗剂进行抗凝治疗（INR 目标值 2.5；范围 2.0～3.0）（Ⅰ类推荐，A 级证据）。 2. 对于不能服用口服抗凝药的患者，推荐单独使用阿司匹林（Ⅰ类推荐，A 级证据）。氯吡格雷联合阿司匹林与华法林出血风险相似，因此不推荐用于有华法林出

续表

指南来源	推荐意见
者的卒中预防指南》[12]	血禁忌证的患者（Ⅲ类推荐，B级证据）。（新建议） 3. 对于具有较高卒中风险（3个月内卒中或TIA，CHADS2评分5～6分，人工瓣膜或风湿性瓣膜病）的房颤患者，当需要暂时中断口服抗凝药物时，逐渐改用皮下注射低分子肝素治疗是合理的（Ⅱa类推荐，C级证据）。
2008年欧洲卒中组织执行委员会和欧洲卒中组织写作委员会《缺血性卒中及短暂性脑缺血发作治疗指南》[13]	由房颤引起的缺血性卒中，建议口服抗凝剂（INR 2.0～3.0）（Ⅰ类证据，A级建议）。如果患者有其他伴随情况，如跌倒、依从性差、未控制的癫痫或胃肠道出血，不建议口服抗凝剂（Ⅲ类证据，C级建议）。单独的年龄增长因素并不是口服抗凝药物的禁忌证（Ⅰ类证据，A级建议）。
加拿大阿尔伯塔省卒中策略——卒中二级预防[14]	1. 对于伴永久的或阵发性的（间断的）房颤的缺血性卒中或TIA患者，除非有禁忌证，否则推荐使用华法林抗凝（目标INR2.5，范围2.0～3.0） 2. 不能口服抗凝剂的患者，推荐每天使用阿司匹林81～325 mg（A级证据/Ⅰ级推荐）。
《澳大利亚卒中患者临床处理指南》[15]	1. 心房颤动或心源性脑栓塞所致的缺血性卒中或TIA患者，抗凝治疗应长期用于二级预防（A级推荐）。 2. 对于卒中患者，开始抗凝治疗的决策可以推迟至两周，但应在出院前完成（C级推荐）。 3. 对于TIA患者，一旦计算机断层成像（CT）或磁共振成像（MRI）排除当前事件是由颅内出血引起的，即应开始抗凝治疗（优良临床实践）。

第二节　急性心肌梗死和左心室血栓

一、急性心肌梗死和左心室血栓的循证医学证据

急性心肌梗死患者发生卒中是其重要的并发症，发生率在8%～12%。急性心肌梗死后可因左心室血栓脱落、大动脉斑块脱落发生脑栓塞事件，也可由心功能障碍、心源性休克、血压降

低等原因发生缺血性卒中。

国内 2006 年发表的一项关于急性心肌梗死并发卒中的荟萃分析[16]指出，急性心肌梗死并发卒中患者是极高危人群，其心脑血管事件的复发率极高。有 1%～4%的急性心肌梗死患者 1 年内发生卒中，心肌梗死急性期发生卒中的患者在之后的两年内可发生一至数次的再发卒中。冠心病患者卒中的发生率比无冠心病者高 5 倍。急性心肌梗死并发卒中的危险因素主要是前壁心肌梗死、高血压、心房颤动、卒中病史、高龄等。对该类患者的二级预防措施中抗栓治疗是重要而有效的手段。

ACC/AHA 在《急性 ST 段抬高型心肌梗死治疗指南》[17]中推荐尽早使用阿司匹林 160～325 mg，并在以后使用阿司匹林 75～160 mg/d进行二级预防，如不能使用阿司匹林，则考虑使用氯吡格雷 75 mg/d 或华法林治疗，后者应控制 INR 在2.5～3.5。

欧洲心脏学会（ESC）《急性心肌梗死治疗指南》[18]中明确推荐在发现有左室血栓的患者中，急性期使用肝素 1 周后口服华法林抗凝治疗 3～6 个月。

二、各个国家关于急性心肌梗死和左心室血栓引起卒中的推荐建议

各个国家对急性心肌梗死和左心室血栓引起卒中的推荐治疗建议见表 3-2。

表 3-2　不同国家对急性心肌梗死和左心室血栓引起卒中的推荐治疗建议的比较

指南来源	推荐意见
2010 年《中国缺血性卒中和短暂性脑缺血发作二级预防指南》[11]	1. 急性心肌梗死并发缺血性卒中/TIA 的患者应使用阿司匹林抗血小板治疗，剂量推荐为 75～160 mg/d（Ⅰ级推荐，A 级证据）。 2. 对于发现有左心室血栓的急性心肌梗死并发缺血性卒中/TIA 的患者，推荐使用华法林抗凝治疗至少 3 个月，最长为 1 年，控制 INR 水平在 2.0～3.0（Ⅱ级推荐，B 级证据）。

续表

指南来源	推荐意见
美国心脏病学会/美国卒中协会卒中委员会（AHA/ASA）《美国缺血性卒中或短暂性脑缺血发作患者的卒中预防指南》[12]	缺血性卒中或 TIA 患者，出现急性心肌梗死并有超声心动图或其他心脏影像检查证实的左室栓子形成时，应当进行口服抗凝治疗（INR 目标值 2.5；范围 2.0～3.0）至少 3 个月（Ⅰ类推荐，B 级证据）。
2008 年欧洲卒中组织执行委员会和欧洲卒中组织写作委员会《缺血性卒中及短暂性脑缺血发作治疗指南》[13]	非房颤性心源性栓塞的卒中患者，如果复发风险高，建议给予抗凝治疗（INR 2.0～3.0）（Ⅲ类证据，C 级建议）。
加拿大阿尔伯塔省卒中策略——卒中二级预防[14]	心源性栓塞的卒中可能存在其他病因（例如：心肌病、心脏瓣膜病、卵圆孔未闭）。如需详细地管理这一领域患者应向专家咨询。

第三节　瓣膜性心脏病

一、瓣膜性心脏病的循证医学证据

瓣膜性心脏病是发生心源性卒中的重要原因之一，据统计左心房血栓造成的卒中占心源性卒中的 45%，而风湿性二尖瓣狭窄与心房颤动是形成左房血栓的最常见原因。心脏瓣膜修补术、心脏瓣膜置换术和感染性心内膜炎也是形成心源性卒中的重要原因。因此在卒中的二级预防中，对瓣膜性心脏病患者进行抗血栓治疗占有重要位置。考虑到血栓栓塞的发生率更高且后遗症比出血性并发症更严重，因此通常选择抗凝治疗，尤其当合并心房颤动时。

1. 风湿性二尖瓣病变

对于有栓塞事件病史的风湿性二尖瓣病变患者，30%～65%会出现复发性栓塞，且其中60%～65%会发生在第1年内。多项观察性研究报道了长期抗凝治疗能有效降低栓塞性事件的风险。曾有报道经食管超声心动图检查发现长期抗凝治疗可使左心房血栓消失。

ACC/AHA《心脏瓣膜病治疗指南》（2006年修订版）[19]对于风湿性二尖瓣狭窄患者推荐使用抗凝治疗的适应范围是：①二尖瓣狭窄和心房颤动（阵发性、持续性或永久性）患者。②二尖瓣狭窄患者，以前有过栓塞事件，甚至是窦性心律的患者。③二尖瓣狭窄患者伴有左心房血栓。

2. 非风湿性二尖瓣病变

非风湿性二尖瓣病变与卒中相关的有二尖瓣脱垂和二尖瓣环钙化。二尖瓣脱垂可引起二尖瓣关闭不全，曾有过二尖瓣脱垂患者出现血栓栓塞现象又未发现其他原因的报道。目前尚无关于二尖瓣脱垂抗栓治疗的临床试验。二尖瓣环钙化多见于女性和70岁以上的老年人，可致二尖瓣狭窄或关闭不全，也可继发心内膜炎、心律失常、栓塞现象。患者的尸检中曾发现在钙化的二尖瓣环有血栓存在，从二尖瓣环上脱落的纤维钙化物也可能导致栓塞。

在缺乏随机临床试验的情况下，一些观察性研究认为，抗血小板治疗可用于有血栓栓塞史的二尖瓣脱垂患者，抗凝或抗血小板治疗可用于有血栓栓塞史的二尖瓣环钙化患者。

ACC/AHA《心脏瓣膜病诊疗指南》中，对有过短暂脑缺血发作的有症状的二尖瓣脱垂患者，建议使用阿司匹林治疗（75～325 mg/d），对伴有卒中病史的患者，建议使用华法林治疗。

3. 主动脉瓣病变

主动脉瓣病变包括主动脉瓣狭窄、关闭不全、主动脉瓣钙化、二叶式主动脉瓣、感染性心内膜炎、主动脉瓣脱垂等病变，都有产生血栓栓塞的可能。有一些关于在单纯主动脉瓣病变患者中观察到全身性栓塞事件的报道。曾有尸检报道在165例钙化性主动脉瓣狭窄患者中发现引例有全身性栓塞。主动脉瓣病变脱落的栓子一般很小，此类患者的栓塞现象多与临床事件无关。尚无针对主动脉瓣病变与卒中/TIA患者进行研究的资料。

4. 心脏瓣膜修补术或人工心脏瓣膜

心脏瓣膜病变的根本治疗是瓣膜修补术或人工心脏瓣膜置换术，这些患者都需要抗栓治疗预防栓塞事件发生，人工心脏瓣膜置换术的患者要求终身服用抗凝剂。有许多关于心脏瓣膜修补术和人工心脏瓣膜患者使用抗凝治疗的研究，但尚没有关于卒中二级预防的专门研究资料。

ESC《心脏瓣膜病治疗指南》[20]中要求抗凝治疗的强度要与人工心脏瓣膜的类型和栓塞风险程度相匹配。如对于第1代瓣膜推荐INR指标为3.0～4.5；而对于二尖瓣的第2代瓣膜则为3.0～3.5，对于主动脉瓣的第2代瓣膜为2.5～3.0。

美国心脏病学会基金会（ACCP）推荐对于人工机械瓣膜，目标INR为2.5～3.0，对于生物瓣膜和风险较低的主动脉瓣双机械瓣膜，目标INR为2.0～3.0[21]。

二、各个国家关于瓣膜性心脏病管理的推荐建议

各个国家关于瓣膜性心脏病管理的推荐建议见表3-3。

表3-3　不同国家关于瓣膜性心脏病管理的推荐建议的比较

指南来源	推荐意见
2010年《中国缺血性卒中和短暂性脑缺血发作二级预防指南》[11]	1. 对于有风湿性二尖瓣病变的缺血性卒中/TIA患者，无论是否合并心房颤动，推荐长期使用华法林抗凝治疗，目标为控制INR在2.0～3.0（Ⅱ级推荐，C级证据）。不建议在抗凝的基础上加用抗血小板药物以避免增加出血性并发症的风险（Ⅲ级推荐，D级证据）。 2. 对于已规范使用抗凝剂的有风湿性二尖瓣病变的缺血性卒中/TIA患者，仍出现复发性栓塞事件，建议加

续表

指南来源	推荐意见
	用阿司匹林 80 mg/d（Ⅱ级推荐，C级证据）。 3. 对于有缺血性卒中/TIA病史的二尖瓣脱垂患者，可采用抗血小板治疗（Ⅱ级推荐，C级证据）；对伴有二尖瓣关闭不全、心房颤动和左心房血栓者建议使用华法林治疗（Ⅱ级推荐，C级证据）。 4. 对于有缺血性卒中/TIA史的二尖瓣环钙化患者，可考虑抗血小板治疗或华法林治疗（Ⅲ级推荐，D级证据）。 5. 对于有主动脉瓣病变的缺血性卒中/TIA患者，推荐进行抗血小板治疗（Ⅲ级推荐，C级证据）。 6. 对于有现代人工机械瓣膜的缺血性卒中/TIA患者，采用华法林抗凝治疗，目标INR控制在2.5～3.5（Ⅰ级推荐，B级证据）。 7. 对于有人工生物瓣膜或风险较低的机械瓣膜的缺血性卒中/TIA患者，抗凝治疗的目标INR控制在2.0～3.0（Ⅰ级推荐，B级证据）。 8. 对于已使用抗凝药物INR达到目标值的患者，如仍出现缺血性卒中或TIA发作，可加用阿司匹林75～100 mg/d（Ⅱ级推荐，C级证据）。
美国心脏病学会/美国卒中协会卒中委员会AHA/ASA《美国缺血性卒中或短暂性脑缺血发作患者的卒中预防指南》[12]	1. 对于有风湿性二尖瓣疾病的缺血性卒中或TIA患者，不论是否存在房颤，长期华法林治疗是合理的，INR目标值为2.5（范围2.0～3.0）（Ⅱa类推荐，C级证据）。 2. 为避免额外出血风险，华法林不应常规联用抗血小板药物（Ⅲ类推荐，C级证据）。 3. 对于有局部主动脉弓或非风湿性二尖瓣疾病而无房颤的缺血性卒中或TIA患者，抗血小板治疗可能是合理的（Ⅱb类推荐，C级证据）。 4. 对于有二尖瓣钙化的缺血性卒中或TIA患者，可以考虑抗血小板治疗（Ⅱb类推荐，C级证据）。 5. 对于有二尖瓣脱垂的缺血性卒中或TIA患者，可以考虑长期抗血小板治疗（Ⅱb类推荐，C级证据）。 6. 对于有人工心脏瓣膜的缺血性卒中或TIA患者，推荐使用华法林，INR目标值为3.0（范围2.5～3.5）（Ⅰ类推荐，B级证据）。 7. 对于尽管进行充分口服抗凝治疗但仍发生缺血性

续表

指南来源	推荐意见
	卒中或系统性栓塞的人工心脏瓣膜患者，如果患者没有较高出血风险（例如，出血史、血管曲张或其他已知导致出血风险增加的血管异常、凝血疾病），在口服抗凝药基础上联合应用阿司匹林 75～100 mg/d，维持 INR 目标值为 3.0（范围 2.5～3.5）是合理的（Ⅱa 类推荐，B 级证据）。 8. 对于有生物心脏瓣膜而无其他血栓栓塞来源的缺血性卒中或 TIA 患者，可以考虑使用华法林抗凝治疗（INR 2.0～3.0）（Ⅱb 类推荐，C 级证据）。
2008 年欧洲卒中组织执行委员会和欧洲卒中组织写作委员会《缺血性卒中及短暂性脑缺血发作治疗指南》[13]	非房颤性心源性栓塞的卒中患者，如果复发风险高，建议给予抗凝治疗（INR 2.0～3.0）（Ⅲ类证据，C 级建议）。
加拿大阿尔伯塔省卒中策略——卒中二级预防[14]	伴现代机械人工心脏瓣膜的缺血性卒中或 TIA 患者，推荐使用口服抗凝剂，INR 目标值为 3.0（范围 2.5～3.5）（B 级证据/Ⅰ级推荐）。 心源性栓塞的卒中可能存在其他病因（例如：心肌病、心脏瓣膜病、卵圆孔未闭）。如需详细地管理这一领域应向专家咨询。

第四节　心肌病与心力衰竭

一、心肌病与心力衰竭的循证医学证据

心肌病诊断和治疗近年有较多发展，ACC/AHA 和 ESC 以及中华医学会都相继颁布了新的诊断分类和治疗方案[22]。在涉及心肌病患者合并血栓事件的预防方面基本一致，抗凝治疗是必需的方案。

中华医学会心血管病学分会2007年发表了《关于心肌病诊断与治疗的建议》[23]，对于心肌病合并栓塞的预防建议：扩张型心肌病（DCM）患者的扩大心腔内形成附壁血栓很常见，栓塞是本病的常见合并症，对于有心房颤动或深静脉血栓形成等发生栓塞性疾病风险且没有禁忌证的患者口服阿司匹林75～100 mg/d，预防附壁血栓形成。对于已经有附壁血栓形成和发生血栓栓塞的患者必须长期抗凝治疗，口服华法林，调节剂量使国际标准化比值（INR）保持在2.0～2.5。

2002年发表的中华医学会《关于慢性收缩性心力衰竭治疗建议》[24]指出，心力衰竭时，扩张且低动力的心腔，以及促凝因子活性的增高可能带来较高血栓栓塞事件风险，临床研究提示，心力衰竭时血栓栓塞事件的年发生率大约在1%～3%。心力衰竭时的抗凝治疗可参照下列原则：①心力衰竭伴房颤及心力衰竭有血栓栓塞史的患者必须长期抗凝治疗，可口服华法林并调整剂量使INR保持在2～3。②极低左室射血分数（LVEF）值、左室室壁瘤、显著心腔扩大、心腔内有血栓存在，这些指标在评估血栓栓塞危险中的意义尚未明确，也缺乏长期抗凝效果的评价。但有些医师对上述情况仍给予抗凝治疗以预防可能发生的血栓栓塞事件。③抗血小板治疗常用于心力衰竭患者，其目的是预防冠状动脉事件，对心力衰竭本身的适应证尚未建立。

2004年发表的WASH研究（Warfarin/Aspirin Study in Heart Failure）[25]和WATCH研究（Warfarin and Antiplatelet Therapy in Heart Failure Trial）[26]是观察在心脏射血分数减低患者中使用华法林、阿司匹林和氯吡格雷三种药物抗栓治疗的大型临床试验，关于这两项研究的荟萃分析指出三种药物在一级终点（心肌梗死、卒中、死亡）上无显著差异，而华法林组出血事件明显多于其他两组，因此这两个试验没有给心力衰竭患者的抗凝治疗提供证据。目前正在进行中的另一项大型临床试验WARCEF研究（Warfarin versus Aspirin in Patients with Reduced Cardiac Ejection Fraction）[27]也许能够为此提供循证医学证据。

二、各个国家对心肌病与心力衰竭管理的推荐建议

各个国家对心肌病与心力衰竭管理的推荐建议见表 3-4。

表 3-4 不同国家对心肌病与心力衰竭管理的推荐建议的比较

指南来源	推荐意见
2010 年《中国缺血性卒中和短暂性脑缺血发作二级预防指南》[11]	1. 对于有扩张型心肌病的缺血性卒中/TIA 患者，可考虑使用华法林抗凝治疗（控制 INR 在 2.0～3.0）或抗血小板治疗预防卒中复发（Ⅲ级推荐，C 级证据）。 2. 对于伴有心力衰竭的缺血性卒中/TIA 患者，可使用抗血小板治疗（Ⅲ级推荐，C 级证据）。
美国心脏病学会/美国卒中协会卒中委员会 AHA/ASA《美国缺血性卒中或短暂性脑缺血发作患者的卒中预防指南》[12]	1. 窦性心律的既往卒中或 TIA 患者，出现表现为收缩功能下降（LVEF＞35%）的心肌病，应用华法林的获益尚未得到证实（Ⅱb 类推荐，B 级证据）（新建议）。 2. 可以考虑用华法林（INR 2.0～3.0），阿司匹林（81 mg，每日 1 次），氯吡格雷（75 mg，每日 1 次）或阿司匹林（25 mg，每日 2 次）联用缓释双嘧达莫（200 mg，每日 2 次）预防有心肌病的既往缺血性卒中或 TIA 患者的复发事件（Ⅱb 类推荐，B 级证据）。
2008 年欧洲卒中组织执行委员会和欧洲卒中组织写作委员会《缺血性卒中及短暂性脑缺血发作治疗指南》[13]	非房颤性心源性栓塞的卒中患者，如果复发风险高，建议给予抗凝治疗（INR 2.0～3.0）（Ⅲ类证据，C 级建议）。
加拿大阿尔伯塔省卒中策略——卒中二级预防[14]	心源性栓塞的卒中可能存在其他病因（例如：心肌病、心脏瓣膜病、卵圆孔未闭）。如需详细管理这一领域应向专家咨询。

第五节 心源性脑栓塞的抗栓治疗的临床工具

（一）心房颤动的 CHA_2DS_2VASc 危险分层[28]见表 3-5。

表 3-5 心房颤动的 CHA_2DS_2VASc 危险分层

危险因素	积分
慢性心力衰竭/左室功能障碍（C）	1
高血压（H）	1
年龄≥75 岁（A）	2
糖尿病（D）	1
卒中/TIA/血栓栓塞病史（S）	2
血管疾病（V）	1
年龄 65～74 岁（A）	1
性别（女性）（Sc）	1
最高积分	9

（二）根据 $CHADS_2$ 积分，选择抗栓治疗策略的方案[28]（见图 3-1）

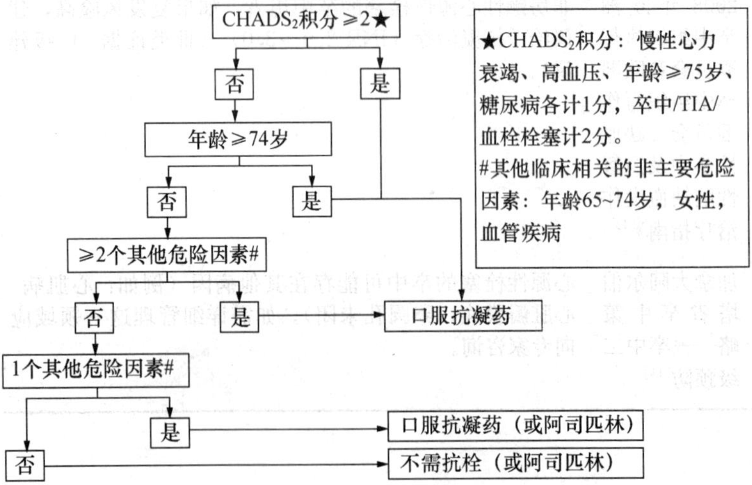

图 3-1 根据 $CHADS_2$ 积分选择抗栓治疗策略的方案

（三）心房颤动抗凝治疗 HAS-BLED 出血风险[28]（见表 3-6）

表 3-6　心房颤动抗凝治疗 HAS-BLED 出血风险积分

字母	临床特点	积分
H	高血压	1
A	肝功能异常、肾功能异常（各 1 分）	1 或 2
S	卒中	1
B	出血	1
L	INR 值波动	1
E	老年（如年龄＞65 岁）	1
D	药物或嗜酒（各 1 分）	1 或 2
		最高值 9 分

注：积分≥3 分时提示“高危”，出血高危患者无论接受华法林还是阿司匹林治疗，均应谨慎，并在开始抗栓治疗之后定期复查。

（四）心源性脑梗死的抗凝时机

①一般急性脑梗死患者不推荐常规立即使用抗凝剂；②使用溶栓治疗的患者，一般不推荐在 24 h 内使用抗凝剂；③如无出血倾向、严重肝肾疾病、BP＞180/100 mg 等禁忌证时，在有人工心脏瓣膜、心房颤动、心肌梗死伴附壁血栓、左心房血栓形成、长期卧床的脑梗死患者中可考虑选择性使用抗凝剂。

（五）华法林起始剂量

患者口服抗凝治疗的起始剂量为第 1 至第 2 天 5～10 mg，随后根据 INR 调整剂量。建议高龄、身体虚弱或营养不良的患者初始剂量≤5 mg。对 INR 轻度或中度升高但不伴严重出血的患者，采用口服而不是皮下注射维生素 K 来逆转 INR。

（六）监测频率

正在使用维生素 K 拮抗剂治疗的患者，我们建议开始服用 2～3个剂量的口服抗凝药物后开始监测。

使用固定剂量的口服抗凝剂，我们建议监测的时间间隔不能长于4周。

（七）非治疗剂量INR的管理

1. INR高于治疗反应并且小于5，也没有明显出血的患者，我们推荐减少药物剂量或者停一次口服，密切监测INR，当INR达到治疗范围可以重新开始抗凝治疗。如果INR仅仅是轻微升高或者有暂时的诱发因素，无需调整剂量。

2. 如果INR≥5而<9且没有明显出血倾向，我们推荐停用口服抗凝剂1～2次，更频繁监测INR，当INR达到治疗范围可以重新开始抗凝治疗。特别是增加出血风险时，我们也可以停用口服抗凝剂1次并给予维生素K（1～2.5 mg）口服。如果患者要紧急手术需要迅速逆转INR，我们建议口服维生素K（≤5 mg），24 h后INR会下降。如果INR仍然较高，我们建议再给予1～2 mg维生素K。

3. 如果INR>9并且没有明显出血时，我们推荐停止华法林治疗，同时给予高剂量维生素K（2.5～5 mg）口服，INR将会在24～48 h内降低。这时应该更加频繁监测INR，如果需要可以再次给予维生素K治疗，当INR达到治疗范围可以重新开始抗凝治疗。

4. 有严重出血和INR升高时，我们推荐不管INR升高了多少都应停止华法林治疗同时给予静脉维生素K（10 mg），根据病情可以静脉缓慢输注新鲜冰冻血浆、人浓缩Ⅸ因子或者重组Ⅶ因子。如果INR没有下降，我们推荐每12 h给予一次维生素K。

5. 如果存在威胁生命的出血（如颅内出血）和INR升高，我们推荐不管INR升高了多少都应该中断华法林治疗，给予新鲜冰冻血浆、人浓缩Ⅸ因子或者重组Ⅶ因子＋维生素K10 mg缓慢静脉输注，如果需要根据INR值可以重复给药。

6. INR中度升高而没有严重出血的患者，如果需要维生素K治疗，我们推荐使用口服剂型而不是皮下注射。

(八) 华法林口服期 INR 波动的管理

对于长期使用华法林治疗且没有已知的引起 INR 波动原因的患者，我们建议每日进行小剂量口服维生素 K 试验 (100～200 μg)，同时密切监测 INR，通过调整华法林的剂量计算出 INR 对维生素 K 产生反应的华法林初始低剂量。

参考文献

1. 周自强，胡大一，陈捷，等. 中国心房颤动现状的流行病学研究. 中华内科杂志，2004，43：491-494.
2. 中华医学会心血管病学分会. 中国部分地区心房颤动住院患者回顾性调查. 中华心血管病杂志，2003，31：913-916.
3. 胡大一，孙艺红，周自强，等. 中国人非瓣膜性心房颤动脑卒中危险因素的病例对照研究. 中华内科杂志，2003，42：157-161.
4. Saxena R，Koudstaal PJ. Anticoagulants for preventing stroke in patients with nonrheumatic atrial fibrillation and a history of stroke or transient ischaemic attack. Cochrane Database Syst Rev，2004：CD000185.
5. Antiplatelet trialists' collaboration. Collaborative meta-analysis of randomized trials of antiplatelet therapy for prevention of death，myocardial infarction，and stroke in high risk patients. BMJ，2002，324：71-86.
6. Connolly S，Pogue J，Hart R，et al. Clopidogrel plus aspirin versus oral anticoagulation for atrial fibrillation in the Atrial fibrillation Clopidogrel Trial with Irbesartan for prevention of Vascular Events (ACTIVE W)：a randomized controlled trial. Lancet，2006，367：1903-1912.
7. 胡大一，张鹤萍，孙艺红，等. 华法林与阿司匹林预防非瓣膜性心房颤动患者血栓栓塞的随机对照研究. 中华心血管病杂志，2006，34：295-298.
8. Fuster V，Ryden LE，Cannom DS，et al. ACC/AHA/ESC 2006 guidelines for the management of patients with atrial fibrillation—executive summary：a report of the American College of Cardiology/American Heart Association Task Force on Practice Guidelines and the European Society of Cardiology Committee for Practice Guidelines（Writing Committee to Revise the 2001 Guidelines for the Management of Patients With Atrial Fibrillation）. J Am Coll Cardiol，2006，48：854-906.
9. 孙艺红，胡大一. 华法林对中国人心房颤动患者抗栓的安全性和有效性研究. 中华内科杂志，2004，43：258-260.
10. Hampton T. New oral anticoagulants show promise. JAMA，2006，295：743-744.
11. 中华医学会神经病学分会脑血管病学组缺血性脑卒中二级预防指南撰写组. 中国缺血性卒中和短暂性脑缺血发作二级预防指南2010. 中华神经科杂志，2010：154-160.
12. Furie KL，Kasner SE，Adams RJ，et al. Guidelines for the Prevention of Stroke in Patients With Stroke or Transient Ischemic Attack：A Guideline for Healthcare Professionals From the American Heart Association/American Stroke Association. Stroke，2011，42：227-276.
13. European stroke organization（ESO）executive committee，ESO writing group. Guidelines for management of ischaemic stroke and transient ischaemic attack 2008. Cerebrovasc Dis，2008，25：457-507.
14. Alberta Provincial Stroke Strategy Pillar 2 Inpatient Care Working Group. APSS- Inpatient Care for Stroke. http://www.strokestrategy.ab.ca/pillar-recommendations.html，2009.
15. Guidelines for stroke management. http://www. stroke-

foundation. com. au.
16. 葛丽华. 急性心肌梗死并脑卒中二级预防的循证医学证据. 中国临床康复，2006，10：143-145.
17. Antman EM，Hand M，Armstrong PW，et al. 2007 Focused Update of the ACC/AHA 2004 Guidelines for the Management of Patients With ST-Elevation Myocardial Infarction：a report of the American College of Cardiology/American Heart Association Task Force on Practice Guidelines：developed in collaboration With the Canadian Cardiovascular Society endorsed by the American Academy of Family Physicians：2007 Writing Group to Review New Evidence and Update the ACC/AHA 2004 Guidelines for the Management of Patients With ST-Elevation Myocardial Infarction，Writing on Behalf of the 2004 Writing Committee. Circulation，2008，117：296-329.
18. Van de Werf F，Bax J，Betriu A，et al. Management of acute myocardial infarction in patients presenting with persistent ST-segment elevation：The Task Force on the management of ST-segment elevation acute myocardial infarction of the European Society of Cardiology. Eur Heart J，2008，29(3)：2909-2945.
19. Bonow RO，Carabello BA，Chatterjee K，et al. ACC/AHA 2006 guidelines for the management of patients with valvular heart disease：a report of the American College of Cardiology/American Heart Association Task Force on Practice Guidelines (writing Committee to Revise the 1998 guidelines for the management of patients with valvular heart disease) developed in collaboration with the Society of Cardiovascular Anesthesiologists endorsed by the Society for Cardiovascular Angiography and Interventions and the Society of Thoracic

Surgeons. J Am Coll Cardiol, 2006, 48: e1-148.
20. Vahanian A, Baumgartner H, Bax J, et al. Guidelines on the management of valvular heart disease: The Task Force on the Management of Valvular Heart Disease of the European Society of Cardiology. Eur Heart J, 2007, 28: 230-268.
21. Schunemann HJ, Munger H, Brower S, et al. Methodology for guideline development for the Seventh American College of Chest Physicians Conference on Antithrombotic and Thrombolytic Therapy: the Seventh ACCP Conference on Antithrombotic and Thrombolytic Therapy. Chest, 2004, 126: 174S-178S.
22. Maron BJ, Towbin JA, Thiene G, et al. Contemporary definitions and classification of the cardiomyopathies: an American Heart Association Scientific Statement from the Council on Clinical Cardiology, Heart Failure and Transplantation Committee; Quality of Care and Outcomes Research and Functional Genomics and Translational Biology Interdisciplinary Working Groups; and Council on Epidemiology and Prevention. Circulation, 2006, 113: 1807-1816.
23. 中华医学会心血管病学分会/中华心血管病杂志编辑委员会：中国心肌病诊断与治疗建议工作组. 心肌病诊断与治疗建议. 中华心血管病杂志，2007，35：5-16.
24. 中华医学会心血管病学分会/中华心血管病杂志编辑委员会. 慢性收缩性心力衰竭治疗建议. 中华心血管病杂志，2002，30：7-23.
25. Cleland JG, Findlay I, Jafri S, et al. The Warfarin/Aspirin Study in Heart failure (WASH): a randomized trial comparing antithrombotic strategies for patients with heart failure. Am Heart J, 2004, 148: 157-164.

26. Massie BM, Krol WF, Ammon SE, et al. The Warfarin and Antiplatelet Therapy in Heart Failure trial (WATCH): rationale, design, and baseline patient characteristics. J Card Fail, 2004, 10: 101-112.
27. Pullicino P, Thompson JL, Barton B, et al. Warfarin versus aspirin in patients with reduced cardiac ejection fraction (WARCEF): rationale, objectives, and design. J Card Fail, 2006, 12: 39-46.
28. Camm AJ, Kirchhof P, Lip GY, et al. Guidelines for the management of atrial fibrillation: the Task Force for the Management of Atrial Fibrillation of the European Society of Cardiology (ESC). Eur Heart J, 2010, 31: 2369-2429.

第 4 章 非心源性缺血性卒中/短暂性脑缺血发作的抗栓治疗

缺血性卒中/短暂性脑缺血发作（transient ischemic attack, TIA）患者卒中复发的风险明显增加，而卒中复发是影响缺血性卒中/TIA 患者生活质量的重要血管事件，使患者的病死率和致残率明显增加[1]。研究表明，缺血性卒中患者每年卒中复发的概率约为 4%，10 年的累积风险为 43%；TIA 后 90 天卒中复发风险为 10.5%，其中最初的 1 周内复发风险最高，这说明 TIA 比缺血性卒中有更大的预防空间以减少卒中复发。

第一节 抗血小板药物在非心源性缺血性卒中/短暂性脑缺血发作二级预防中的应用

一、非心源性缺血性卒中/TIA 后抗血小板药物的循证医学证据

抗血小板治疗能显著降低既往有缺血性卒中/TIA 患者再次出现严重血管事件的概率，包括非致命性心肌梗死、非致命性卒中和血管源性死亡（RR 0.78，95% CI 0.76～0.80）[2]。

众多随机研究证明了抗血小板药物预防非心源性缺血性卒中复发的有效性[2-10]。对 21 项关于抗血小板药物预防缺血性卒中/TIA 复发的随机对照研究（包括 18 270 例有卒中/TIA 病史的患者）结果进行荟萃分析，结果显示抗血小板药物能使非致死性卒中复发的相对风险降低 28%，致死性卒中复发的相对风险降低

16%。虽然抗血小板治疗可能会引起不良反应，尤其是增加出血的危险，但是仍然利大于弊。

目前经过证实可以降低缺血性卒中/TIA 后卒中复发风险的常用抗血小板药物主要有以下几种：

1. 阿司匹林

阿司匹林是最经济和最常使用的抗血小板药物，在每日 50～1300 mg剂量范围内，阿司匹林都能降低卒中的再发[11-14]，使既往有缺血性卒中/TIA 的患者发生严重血管事件危险度降低 13%，在预防卒中/TIA 后缺血性卒中方面均有效。但是大剂量（>150 mg/d）应用使副作用增加。DUTCH TIA 试验观察了 3000 多例 TIA 患者，结果表明 30 mg 与 283 mg 预防严重血管事件的疗效相当。

阿司匹林最低治疗剂量仍不清楚。对于存在症状性颅内动脉粥样硬化的患者，阿司匹林与口服抗凝药物一样有效，且并发症更少[8]。

两项随机对照研究（RCT）在缺血性卒中/TIA 患者中对不同剂量的阿司匹林进行了比较，一项为 1200 mg/d 与 300 mg/d 比较，另一项为 283 mg/d 与 80 mg/d 比较[13, 15]，结果显示大剂量与小剂量阿司匹林在预防血管性事件方面效果相似，并且大剂量阿司匹林使胃肠道出血的风险增高[16]。

目前阿司匹林的最低治疗剂量仍不清楚。对于存在症状性颅内动脉粥样硬化的患者，阿司匹林与口服抗凝药物一样有效，且并发症更少[8]。

2. 氯吡格雷

与阿司匹林相比，氯吡格雷在预防血管性事件发生方面更加有效（RR 0. 91；95% CI 0. 84～0. 97）[12,17]。对高危患者（曾发生卒中、外周动脉疾病、症状性冠状动脉疾病或糖尿病的患者），其效果可能更加明显[17]。

缺血性事件高危患者氯吡格雷与阿司匹林比较研究（Clopidogrel versus Aspirin in Patients at Risk of Ischemic Events,

CAPRIE）对比了氯吡格雷与阿司匹林的疗效[5]。这项研究共入组19 000多例卒中、心肌梗死（MI）或周围血管病的患者，随机分为氯吡格雷（75 mg/d）组和阿司匹林（325 mg/d）组，氯吡格雷组的主要终点事件（由缺血性卒中、MI或血管性死亡组成的联合转归指标）比阿司匹林组减少8.7%（$P=0.043$）。对既往有缺血性卒中的患者进行亚组分析，氯吡格雷组出血的风险降低，但是没有统计学意义。随后的两项分析显示，对于糖尿病患者与既往（入组之前）存在缺血性卒中/MI的患者，口服氯吡格雷比阿司匹林更能获益[18-19]。

总体而言，氯吡格雷的安全性与阿司匹林相当，腹泻和皮疹的发生率高于阿司匹林组，但是胃肠道症状和出血的概率较低。氯吡格雷一般不出现中性粒细胞减少，但是曾有血栓性血小板减少性紫癜（thrombotic thrombocytopenic purpura，TTP）的报道。

3. 噻氯匹定

噻氯匹定是一种噻吩吡啶类抗血小板药，目前已有3项随机试验对其在脑血管病患者中的疗效进行评价。

加拿大和美国噻氯匹定研究（Canadian American Ticlopidine Study，CATS）共入组1053例缺血性卒中患者，比较噻氯匹定（250 mg，2次/天）与安慰剂预防卒中、MI或血管性死亡的效果，发现噻氯匹定可使上述联合转归事件风险的*RR*降低23%[3]。

噻氯匹定、阿司匹林卒中研究（Ticlopidine Aspirin Stroke Study，TASS）入组3069例近期有卒中或TIA的患者，比较噻氯匹定（250 mg，2次/天）与阿司匹林（650 mg，2次/天）的疗效，随访期为3年，其中噻氯匹定使卒中*RR*降低21%，使卒中、MI或血管性死亡组成的联合转归事件风险轻微并非显著性降低（9%）[4]。

非洲裔美国人阿司匹林卒中预防研究（African American Aspirin Stroke Prevention Study，AAASPS）入组1800例近期

非心源性卒中黑人患者，随机分组分别接受噻氯匹定（250 mg，2次/天）与阿司匹林（650 mg，2次/天）治疗，随访期为两年，结果发现到两年时卒中、MI或血管性死亡组成的联合风险无显著性差异[20]。

噻氯匹定最常见的不良反应是腹泻（发生率约12%），其他如胃肠道症状、皮疹和出血并发症的发生率与阿司匹林相似。在CATS和TASS研究中，噻氯匹定组约有2%的患者发生中性粒细胞减少症，但是其中只有1%为重度，并且在停药后均会缓解。也有发生TTP的报道。

4. 双嘧达莫

欧洲卒中预防研究2（ESPS-2）：双嘧达莫与阿司匹林在卒中二级预防中的应用（European Stroke Prevention Study-2：Dipyridamole and acetylsalicylic acid in the secondary prevention of stroke）开始于1988年，这是一项随机对照研究，采用析因设计将6602例既往有缺血性卒中/TIA的患者随机分为阿司匹林（50 mg/d）组、缓释双嘧达莫（400 mg/d）组、阿司匹林（50 mg/d）＋缓释双嘧达莫（400 mg/d）复合制剂组和安慰剂组。主要终点事件为卒中复发、死亡或者两者联合事件。随访期为两年。结果表明，与安慰剂组相比，阿司匹林组卒中复发风险降低18%（$P=0.013$），双嘧达莫组降低16%（$P=0.039$），联合治疗组降低37%（$P<0.001$）；卒中复发和死亡的发生率在阿司匹林组降低13%（$P=0.016$）、双嘧达莫组降低15%（$P=0.015$）、联合治疗组降低24%（$P<0.001$）；与安慰剂组相比，阿司匹林组（$P<0.001$）和双嘧达莫组（$P<0.01$）的TIA发生率显著降低，联合治疗组TIA发生风险降低36%（$P<0.001$）。任何一种干预措施都不能降低单独的死亡风险。在降低缺血性卒中复发方面，阿司匹林（25 mg，2次/天）与双嘧达莫（200 mg，2次/天）一样有效，联合治疗优于单用阿司匹林（23%）和单用双嘧达莫（25%）[21]。双嘧达莫组患者出现头痛较多，阿司匹林组和双嘧达莫组各种出血显著多于安慰剂组，减小阿司匹林的

剂量不能减少出血的发生。

一项荟萃分析包括了1966—2002年的29项随机对照研究，包括既往有缺血性卒中/TIA、心血管疾病的23 019例患者，平均年龄65.4岁，随访期15～72个月，其中1503名患者发生血管性死亡，3438名发生致死性和非致死性血管事件，与安慰剂组相比，双嘧达莫不管何种剂型均不能显著减少血管性死亡事件（RR 0.99，95% CI0.87～1.12）的发生率，但是可以减少血管性事件的发生率（RR 0.88，95% CI0.81～0.95），尤其对于脑血管病组有显著意义。对于出现血管性事件的患者，没有证据表明单用双嘧达莫或者联用其他抗血小板药物可以减少血管性死亡的危险性，但是可以减少脑血管疾病患者的血管事件复发率。没有证据表明单用双嘧达莫比阿司匹林更有效[21]。

头痛是缓释型双嘧达莫最常见的不良反应[22-23]。双嘧达莫不会明显增加出血风险。尽管缓释型双嘧达莫在稳定型心绞痛患者中的应用还存有疑虑，但是ESPS-2分析表明，与阿司匹林或安慰剂相比，缓释型双嘧达莫并不增加心脏不良事件。

5. 双嘧达莫+阿司匹林

双嘧达莫在降低卒中再发方面与阿司匹林具有相似的疗效[24]。与单独应用阿司匹林相比，联合应用阿司匹林（38～300 mg/d）+缓释双嘧达莫（200 mg，2次/d）复合制剂能够降低血管性死亡、卒中或MI的危险（RR 0.82，95% CI 0.74～0.91）[22, 24]。

一些小样本研究已在包括脑缺血患者的人群中对联合应用双嘧达莫+阿司匹林的疗效进行评价。

法国图卢兹研究（French Toulouse Study，FTS）入组440例有TIA病史的患者，结果发现阿司匹林（900 mg/d）组、联合应用阿司匹林+双氢麦角胺组、联合应用双嘧达莫+阿司匹林组、单独使用双氢麦角胺组之间的转归无显著性差异[25]。

AICLA 研究将 604 例缺血性卒中/TIA 患者随机分为安慰剂组、阿司匹林（1000 mg/d）组及联合应用阿司匹林（1000 mg/d）＋双嘧达莫（225 mg/d）组。与安慰剂组相比，阿司匹林与联合治疗组降低缺血性卒中复发风险的效果相似，因此在阿司匹林基础上加用双嘧达莫不能使患者明显获益[26]。

欧洲卒中预防研究 1（European Stroke Prevention Study，ESPS-1）将 2500 例患者随机分为安慰剂组和联合应用阿司匹林＋双嘧达莫组。与安慰剂组相比，联合治疗组使卒中和死亡的联合风险降低 33%，单独卒中风险降低 38%。此项研究没有设置阿司匹林组，故不能评价患者在应用阿司匹林基础上联用双嘧达莫能否获益[27]。

ESPS-2 研究结果表明，在降低卒中复发方面，联合应用阿司匹林＋缓释双嘧达莫复合制剂优于单用阿司匹林（23%）和单用双嘧达莫（25%）。ESPS-2 采用析因设计对 6602 例既往有卒中或者 TIA 病史的患者随机分组，双嘧达莫的剂型和阿司匹林的剂量与 ESPS-1 中不同，随机分为阿司匹林（50 mg/d）＋缓释双嘧达莫（400 mg/d）组、单用阿司匹林组、单用缓释双嘧达莫组和安慰剂组。与安慰剂组相比，阿司匹林组卒中风险显著降低 18%，缓释双嘧达莫组降低 16%，联合治疗组降低 37%，任何一种干预措施都不能降低单独的死亡风险[22]。

对欧洲/大洋洲可逆性缺血性卒中预防研究（European/Australasian Stroke Prevention in Reversible Ischemia Trial，ESPRIT）[9]和之前的试验结果进行联合分析，有充足的证据表明，动脉源性卒中患者联用阿司匹林＋双嘧达莫复合制剂优于单用阿司匹林。

预防卒中复发有效性研究（Prevention Regimen for Effectively Avoiding Second Strokes，PRoFESS）是一项随机双盲对照研究，随机分为联用阿司匹林（25 mg）＋缓释双嘧达莫（200 mg）复合制剂组（2 次/天）与氯吡格雷组（75 mg/d），共入组 20 332 名患者，平均随访 2.5 年。结果显示两组卒中复发与出血的发生率没有显著性差异。即没有证据表明联用阿司匹林+缓释双嘧达莫复合制剂与氯吡格雷在卒中的二级预防中哪种药物更有效。

联合治疗中阿司匹林剂量只有 50 mg/d，低于心脏病患者的推荐剂量（75 mg/d），但是没有临床资料提示增加阿司匹林用量可以提高联合治疗方案的安全性和有效性。

对 ESPRIT 试验和之前的试验结果进行联合分析，有充足的证据表明，对于动脉源性卒中患者，阿司匹林联合双嘧达莫优于单用阿司匹林。

头痛是缓释型双嘧达莫最常见的不良反应[23]。双嘧达莫不会明显增加出血风险。尽管缓释型双嘧达莫在稳定型心绞痛患者中的应用还存有疑虑，但是 ESPS-2 的事后分析表明，与阿司匹林或安慰剂相比，缓释型双嘧达莫并不增加心脏不良事件。

6. 氯吡格雷+阿司匹林

TIA 或卒中高危患者中应用氯吡格雷处理动脉粥样硬化性血栓形成（Management of Atherothrombosis With Clopidogrel in High Risk Patients With TIA or Stroke，MATCH）研究中，共入组 7799 例患者，这些患者既往有卒中或 TIA 病史并且伴有其他危险因素。研究随机分为氯吡格雷（75 mg/d）组和联合应用氯吡格雷（75 mg/d）+阿司匹林（75 mg/d）组，主要转归指标为由缺血性卒中、MI、血管性死亡或因缺血性事件再次入院组成的联合终点。结果表明，与单用氯吡格雷相比，联合治疗在减少主要转归指标或者任何次要转归指标方面没有显著益处。联合治疗组发生严重出血的风险显著高于单用氯吡格雷组，致死性出血绝对值增高 1.3%。尽管大多数指南认为在急性冠状动脉综合征后联用氯吡格雷+阿司匹林的疗效优于单用阿司匹林，并且推荐持续治疗 12 个月，但是 MATCH 研究发现，与单独应用氯吡格雷相比，联合应用阿司匹林和氯吡格雷并不能降低发生缺血性卒中、心肌梗死、血管死亡或再住院的风险[7]。

氯吡格雷联用阿司匹林与单用阿司匹林预防动脉粥样硬化血栓形成事件（The Clopidogrel and Aspirin versus Aspirin Alone for the Prevention of Atherothrombotic Events，CHARISMA）研究是一项双盲随机对照研究，共入组 15 603 名有心血管疾病或伴有多种心血管疾病危险因素的患者，随机分为氯吡格雷（75 mg）+低剂量阿司匹林（75～162 mg）组和安慰剂+阿司匹林（75～162 mg）组。约有 35%（4320 名）患者入组 5 年后出现心血管疾病症状，大约 1/3 的患者发生 TIA。两组之间发生非致死性缺血性卒中的概率没有显著性差异（1.7% *vs.* 2.1%，P=0.07）。安慰剂+阿司匹林组非致死性卒中发生率高于氯吡格雷+低剂量阿司匹林组（1.9% *vs.* 2.4%，P=0.03）。两组颅内出血发生率没有差别（0.3%）。联合治疗组发生严重或致死性出血的危险性没有明显增加。但是联合治疗组的中等量出血的发生率升高，次级终点发生率降低。亚组分析显示，联合治疗有使存在卒中病史的患者受益的趋势，但是没有显著性差异。与单独应用阿司匹林相比，联用阿司匹林和氯吡格雷并不能降低心肌梗死、卒中或心血管原因死亡的风险[18-19]。

12 个月内曾发生急性冠状动脉（冠脉）事件或行冠脉支架置入术的患者，联合应用氯吡格雷和阿司匹林能够降低新发血管事件的风险[28]。

7. 新型抗血小板药物：三氟柳和西洛他唑

三氟柳是一种新型的抗血小板药物，国内目前尚未在临床常规使用。已经有随机对照研究对比三氟柳与阿司匹林或安慰剂在预防高危患者发生血管事件方面的效果。

在对比三氟柳与阿司匹林的研究中，有 4 项研究共包括 2944 名缺血性卒中/TIA 患者，随访 6～47 个月。1 项研究包括 2275 名急性心肌梗死的患者，随访 35 天[29]。结果显示阿司匹林组与三氟柳组严重血管事件发生率没有显著性差异，三氟柳组出血事件发生率显著低于阿司匹林组。

在对比三氟柳与安慰剂的研究中，有 2 项研究共包括 281 名不稳定型心绞痛和 122 名周围血管疾病患者，结果显示，与安慰剂组相比，三氟柳可以降低严重血管事件的发生率，但是不良事件的发生率较高。

在缺血性卒中/TIA 或者急性心肌梗死患者的二级预防中，三氟柳与阿司匹林没有显著性差异，但是三氟柳并发出血的发生率更低。三氟柳能够降低卒中再发，与阿司匹林具有相似的效果，且不良事件发生率更低[30]。

西洛他唑是磷酸二酯酶 3（PDE3）抑制剂，也是一种新型抗血小板制剂。

西洛他唑与阿司匹林在缺血性卒中二级预防中的应用（Cilostazol vs Aspirin for Secondary Ischemic Stroke Prevention，CASISP）研究是一项在我国进行的多中心、双盲对照研究，连续入组 720 名发病 1～6 个月内的缺血性卒中患者，共治疗 12～18 个月，主要终点事件为任何的卒中复发，包括缺血性、出血卒中和蛛网膜下腔出血。结果显示西洛他唑组卒中复发率低于阿司匹林组，但是没有显著性差异。西洛他唑组症状性出血发生率显著低于阿司匹林组。提示西洛他唑在中国的缺血性卒中患者中进行二级预防更有效、更安全，从而可能代替阿司匹林在二级预防中的应用，但是这一结论尚需更大规模的Ⅲ期临床试验进一步验证。

8. 抗血小板药物的选择

抗血小板药物在预防缺血性卒中/TIA 复发中的作用已经得到广泛证实，目前在临床广泛应用的主要剂型有单用阿司匹林（50～325 mg），单用氯吡格雷及联合应用低剂量阿司匹林＋缓释双嘧达莫复合制剂[31-32]。与安慰剂相比，阿司匹林使卒中的复发率降低 23％[2]。与阿司匹林相比，氯吡格雷使卒中复发危险性降低 8％，而联合应用阿司匹林＋缓释双嘧达莫复合制剂使卒中复发危险降低 20％～23％[5, 9, 10, 22]，直接比较研究表明，联合应用阿司匹林＋缓释双嘧达莫复合制剂优于单用氯吡格雷或阿司匹林，并且不增加出血危险性[9-10，22，33]。对于有多种危险因素的患者，联合应用阿司匹林＋氯吡格雷不能增加预防效果，反而出血的危险性显著增加[7]。但是在已经颁布的各国指南中，并没有明确指出选择哪一种抗血小板药物较好[31，34-35]。

有很多因素会影响缺血性卒中/TIA 患者最初选择具体抗血小板药物治疗的决策，如：存在的合并症（尤其是急性冠脉综合征）、耐受性、服用抗血小板药物期间卒中复发、费用和不良反应等。阿司匹林仍然是最常用的二级预防药物，并且阿司匹林价格较低，患者的长期依从性较好。但是单用氯吡格雷能更好地降低血管性事件的风险，在预防大血管事件方面，氯吡格雷（75 mg）比阿司匹林更有效，因此从长远角度看更有成本效益。尤其对于因为过敏或胃肠道不良反应而不能耐受阿司匹林的患者，可以选择氯吡格雷。单独使用双嘧达莫，无论何种剂量均不比阿司匹林更有效，而且双嘧达莫有持续性头痛的副作用，从而使部分患者不能耐受。对于近期有冠脉综合征或进行血管支架置入术的患者则应选择联合应用阿司匹林＋氯吡格雷。目前一些研究正在卒中患者中对联合应用阿司匹林＋氯吡格雷的疗效进行评价。因此，当选用抗血小板制剂的时候，应根据不同患者的个体因素，制订个体化的给药方案。

9. 抗血小板药物治疗过程中卒中复发的治疗

针对抗血小板治疗中出现复发性血管事件的患者，需要寻找引起卒中的可能原因，尤其应对危险因素进行持续性强制管理。可选择的治疗方案包括：维持原治疗；更换另一种抗血小板药物；增加另一种抗血小板药物或口服抗凝剂治疗。但是具体该如何治疗，目前尚不明确。

二、各个国家对抗血小板药物管理的推荐建议

各个国家对卒中后抗血小板药物管理的推荐建议见表 4-1。

表 4-1 不同国家对抗血小板药物管理的推荐建议的比较

指南来源	推荐意见
《中国缺血性卒中和短暂性脑缺血发作二级预防指南2010》[36]	1. 对于非心源性栓塞性缺血性卒中或TIA患者，除少数情况需要抗凝治疗，大多数情况下均建议给予抗血小板药物预防缺血性卒中/TIA复发（Ⅰ级推荐，A级证据）。 2. 抗血小板药物的选择以单药治疗为主，氯吡格雷(75 mg/d)、阿司匹林（50～325 mg/d）、阿司匹林和缓释双嘧达莫联合制剂（Aggrenox）都可以作为首选药物（Ⅰ级推荐，A级证据）；其他抗血小板药物如三氟柳和西洛他唑亦有证据表明可以减少缺血性卒中的复发，可酌情选用（Ⅱ类证据，A级建议）。有证据表明氯吡格雷单药或阿司匹林和缓释双嘧达莫联合制剂（Aggrenox）优于阿司匹林单药，尤其对于高危患者获益更显著（Ⅰ级推荐，A级证据）。 3. 对阿司匹林过敏的患者建议首选氯吡格雷(75 mg/d)（Ⅱ级推荐，B级证据）。 4. 不推荐常规联合应用抗血小板药物（Ⅲ级推荐，A级证据）。但对于有急性冠状动脉疾病（例如不稳定型心绞痛、无Q波心肌梗死）或近期进行过支架成形术的患者，推荐联合应用氯吡格雷＋阿司匹林（Ⅰ级推荐，A级证据）。 5. 服用抗血小板药物期间仍然发生缺血性卒中的患者，没有证据表明增加剂量可以提供额外益处。更换另外的抗血小板药物是否有效还缺乏更充分的研究（Ⅱ级推荐，B级证据）。
美国心脏病学会/美国卒中协会卒中委员会（AHA/ASA）《美国缺血性卒中或短暂性脑缺血发作患者的卒中预防指南》[37]	1. 对于非心源性栓塞性缺血性卒中或TIA患者，推荐使用抗血小板药而不是口服抗凝药来降低卒中复发及其他心血管事件的风险（Ⅰ类推荐，A级证据）。 2. 单用阿司匹林（50～325 mg/d）（Ⅰ类推荐，A级证据）、阿司匹林 2 5 mg＋缓释双嘧达莫 200 mg 联用，每日两次（Ⅰ类推荐，B级证据）和单用氯吡格雷 75 mg（Ⅱa类推荐，B级证据），均可作为基本治疗方案。选择抗血小板药物应当个体化，基于患者的危险因素、经济情况、耐受性及其他临床特征进行选择。 3. 在氯吡格雷基础上联用阿司匹林增加出血风险，不推荐在缺血性卒中或TIA后二级预防中常规使用（Ⅲ类推荐，A级证据）。

续表

指南来源	推荐意见
	4. 对于阿司匹林过敏的患者，使用氯吡格雷是合理的（Ⅱa 类推荐，C 级证据）。 5. 对于在服用阿司匹林期间发生缺血性卒中的患者，没有证据表明增加阿司匹林剂量能够额外获益。尽管通常会考虑更换抗血小板药物，目前尚无针对服用阿司匹林期间发生缺血事件的患者的单药或联合用药研究（Ⅱb 类推荐，C 级证据）。
2008 年欧洲卒中组织执行委员会和欧洲卒中组织写作委员会《缺血性卒中及短暂性脑缺血发作治疗指南》[32]	1. 建议患者接受抗血栓治疗（Ⅰ类证据，A 级建议）。 2. 对于不需要抗凝治疗的患者，建议给予抗血小板治疗（Ⅰ类证据，A 级建议）。如果可能，可联用阿司匹林和双嘧达莫，或单独应用氯吡格雷。也可选择单独应用阿司匹林或三氟柳（Ⅰ类证据，A 级建议）。 3. 近期发生缺血性卒中的患者，不建议合用氯吡格雷和和阿司匹林，但有特定指征（例如不稳定型心绞痛、无 Q 波心肌梗死或近期接受支架置入术）者例外；治疗应持续到事件发生后 9 个月（Ⅰ类证据，A 级建议）。 4. 应用抗血小板治疗仍发生卒中的患者，建议重新评价其病理生理学和危险因素（Ⅳ类证据，优良临床实践）。
加拿大阿尔伯塔省卒中策略——卒中二级预防[38]	1. 除非有抗凝指征，否则所有缺血性卒中或者 TIA 患者应该进行抗血小板治疗来预防卒中再发（A 级证据）。 2. 阿司匹林（50～325 mg/d）单一治疗，阿司匹林（25 mg）联合缓释双嘧达莫（200 mg），或者氯吡格雷（波立维）单一治疗，这些都是可以接受的初始治疗（A 级证据/Ⅰ级推荐）。 3. 对于非心源性栓塞的缺血性卒中或 TIA 患者，推荐使用抗血小板药，而不是口服抗凝剂来降低卒中复发和其他心血管事件的风险（A 级证据/Ⅰ级推荐）。 4. 卒中二级预防时不推荐阿司匹林长期联合氯吡格雷（A 级证据）。 5. 对于服用阿司匹林过程中发生缺血性脑血管事件的患者，没有证据证实增加阿司匹林剂量能额外获益。尽管非心源性卒中患者可以考虑选择其他抗血小板药，但服用阿司匹林过程中发生缺血性脑血管事件的患者单

续表

指南来源	推荐意见
	一治疗还是联合治疗还没有很好的研究结论（B级证据/Ⅱ级推荐）。 6. 阿司匹林联合氯吡格雷增加出血风险。除非有阿司匹林联合氯吡格雷治疗的专门指征（例如：冠状动脉置入支架或者急性冠脉综合征），否则缺血性卒中或TIA患者不常规推荐联合应用阿司匹林与氯吡格雷。
澳大利亚《卒中患者临床处理指南》[39]	1. 所有未行抗凝治疗的缺血性卒中或TIA患者都应当给予长期抗血小板治疗（A级推荐）。 2. 在考虑患者合并症的情况下，全部缺血性卒中或TIA患者都应当给予小剂量阿司匹林和控释双嘧达莫或单用氯吡格雷（A级推荐）。 3. 可以单独使用阿司匹林，特别是对于不能耐受阿司匹林加双嘧达莫或氯吡格雷的患者（A级推荐）。 4. 无急性冠心病或近期冠脉支架置入的脑血管病患者的二级预防中不推荐联合应用阿司匹林和氯吡格雷（A级推荐）。

三、非心源性缺血性卒中/TIA后抗血小板药物临床工具

（一）Essen卒中风险评分量表（见表4-2）

表4-2 Essen卒中风险评分量表

危险因素	积分
年龄＜65岁	0
年龄65～75岁	1
年龄＞75岁	2
高血压	1
糖尿病	1
既往心肌梗死	1
其他心脏病（除外心肌梗死和心房颤动）	1
周围血管疾病	1

续表

危险因素	积分
吸烟	1
既往TIA或缺血性卒中病史	1
总分	

注：1～2分为低风险，3～6分为高风险，＞6分为极高风险。随着评分的增加，卒中复发风险增加[40]。氯吡格雷单药治疗与单用阿司匹林相比，随着复发风险评分的增加，显示出获益也有逐渐增加的趋势[41]。

（二）美国心脏病学会基金会（ACCF）/美国心脏协会对美国食品与药物管理局关于氯吡格雷“黑框警告”的回应[42]

1. 坚持ACCF/AHA指南中抗血小板治疗仍是治疗的基础。要求进行仔细的临床判断，目的是评估患者个体对氯吡格雷反应的变异的重要性和相关风险。虽然不完善，但仔细的判断是必要的。

2. 临床医生必须意识到CYP酶基因变异可改变氯吡格雷代谢，从而影响血小板功能的抑制。降低的氯吡格雷反应性与登记研究和临床试验中患者的不良预后相关。

3. 个体基因多态性对临床结局的具体影响尚需确定（如CYP2C19*2与CYP2C19*3或CYP2C19*4对特定患者的重要性），且基因变异型的出现频率在不同种族中是不同的。CYP2C19*2纯合子在人群中发生率约为2%，而杂合子约为30%，两者都可能增加氯吡格雷低代谢的风险。

4. 目前药物基因组学检测的预测价值信息还很有限，解决办法是关注多个正在进行的临床试验。具体检测的选择和报销问题，都是值得额外考虑的重要问题。

5. 推荐常规进行基因或血小板功能检测的证据基础目前尚不充分。没有常规进行上述检测可改善大量亚组患者结局的信息。另外，临床情况下大多数既没有基因检测又没有血小板功能检测的患者应用氯吡格雷治疗是正确的。在临床上，需要对患者氯吡格雷低代谢的风险和变异性进行判断，对预计有中高风险出现不良结局的患者可在开始氯吡格雷治疗前考虑进行基因检测，确定患者是否易发氯吡格雷代谢差的情况（低代谢者），另外可能还应该包括那些拟行择期高风险经皮冠状动脉介入术（PCI）的患者[如广泛性和（或）相当复杂的疾病治疗]。经这些检测证实的潜在氯吡格雷低代谢者，应给予其他治疗，特别是对冠状动脉疾病患者应考虑选用普拉格雷。无论是改变氯吡格雷剂量或新药如普拉格雷等，都应该权衡其对缺血的获益和增加的出血风险。特别注意，普拉格雷在卒中和 TIA 患者中是禁用的。对缺血性卒中或 TIA 患者，氯吡格雷替代治疗包括阿司匹林或阿司匹林合用缓释双嘧达莫，二者都是 AHA 卒中委员会制定的《卒中二级预防指南》中的推荐用药。

6. 对规律服用氯吡格雷时发生不良事件的患者，可参考下列方案。氯吡格雷应换为普拉格雷，后者可降低支架血栓形成的发生率，但是就像之前所提到的那样，尽管还没有支架血栓形成患者的随机试验证实，但普拉格雷禁忌用于卒中或 TIA 患者的 PCI 治疗。医生可凭经验增加氯吡格雷剂量（如 150 mg/d）作为替代。大剂量氯吡格雷与替代治疗在安全性（避免出血）和有效性（预防复发）的风险获益率方面的权衡比较数据还很少。临床上可进行血小板功能性检测以确定血小板对氯吡格雷的反应性，并可作为确定患者是否为氯吡格雷无反应者的一种尝试。有几种不同的血小板功能检测可用于评估血小板对氯吡格雷的反应性，临床医生应根据具体条件选择能进行的最可靠和重复性最好的检测方法。对卒中患者来说，可将阿司匹林或阿司匹林结合缓释双嘧达莫作为替代手段，在前文中已提到。

7. 目前已发现更大负荷剂量氯吡格雷（600 mg 与 300 mg）、双倍负荷剂量（600 mg×2）和更大维持剂量的氯吡格雷可加强血小板抑制，这可考虑作为对标准负荷及维持剂量的氯吡格雷反应差的高危患者的替代治疗，尽管目前还不能确定该方法的长期安全性和有效性。新抗血小板药物如普拉格雷，和将来可能被美国食品与药品监督管理局（FDA）批准的替格雷洛将成为已知氯吡格雷反应差的冠状动脉疾病患者或潜在氯吡格雷无反应的高危患者的另一种替代治疗。他们不需要额外的基因型检测。其他替代治疗还包括标准剂量阿司匹林和氯吡格雷治疗加用西洛他唑或单用西洛他唑。然而，由于血小板抑制经上述治疗仍可能不理想，应考虑通过随访监测血小板功能以确定血小板抑制是否充分。其风险获益率，即权衡每种替代治疗方法的安全性和有效性，仍需要大量有力的临床试验证据去证实。

第二节　抗凝药物在非心源性缺血性卒中/短暂性脑缺血发作二级预防中的应用

一、非心源性缺血性卒中/TIA 后抗凝药物的循证医学证据

目前已经有随机研究评价口服抗凝药物在预防非心源性卒中患者的卒中复发中的作用。

可逆性缺血性卒中预防试验（Stroke Prevention in Reversible Ischemia Trial，SPIRIT）在 1316 例患者中对高度口服抗凝治疗（INR 3.0～4.0）与阿司匹林（30 mg/d）进行比较，由于抗凝治疗组出血风险显著增高而提前终止[43-44]。随后，这项研究更名为欧洲-澳大利亚可逆性缺血性卒中预防试验（European-Australian Stroke Prevention in Reversible Ischemia Trial，ESPIRIT），应用较低剂量的华法林（INR 2～3）与阿司匹林（30～325 mg/d）或阿司匹林＋缓释双嘧达莫（200 mg，2 次/天）复合制剂继续进行。

华法林阿司匹林复发性卒中研究（Warfarin Aspirin Recurrent Stroke Study，WARSS）是一项多中心双盲随机对照研究[6]，在 2206 例非心源性栓塞性卒中患者中比较了华法林

(INR 1.4～2.8) 与阿司匹林 (325 mg/d) 的疗效。结果显示两种治疗方案在预防卒中复发和死亡方面没有显著性差异 (华法林 17.8%，阿司匹林 16.0%)。华法林组严重出血率与阿司匹林组没有显著性差异 (华法林组每年 2.2%，阿司匹林组每年 1.5%)。对各种基线水平的卒中亚型 (包括大动脉粥样硬化性卒中和病因不明性卒中) 进行亚组分析，未发现疗效证据。虽然 2 个治疗组之间没有显著性差异，但是考虑服用华法林使潜在出血风险增高，并且需要支付凝血监测方面的费用，所以对非心源性栓塞性卒中患者推荐选择抗血小板药物而不是抗凝药物进行二级预防。

WASID 研究旨在检测华法林 (目标 INR 2～3，平均 2.5) 与阿司匹林对于血管造影证实颅内动脉狭窄超过 50%患者的疗效。此项研究平均随访期为 1.8 年，出于华法林组患者的安全性考虑而提前终止。研究终止时，华法林组患者未能比阿司匹林组获得更多益处，并且随访期间阿司匹林组各种不良事件的发生率均比华法林组低：死亡率为 4.3%比 9.7% (HR=0.46，95%CI 0.23～0.90，P=0.02)；严重出血率为 3.2%比 8.3% (HR=0.39，95% CI 0.18～0.84，P=0.01)；MI 或猝死率为 2.9%比 7.3% (HR=0.40，95%CI 0.18～0.91，P=0.02)。两组均约有 22%的患者出现主要终点事件 (缺血性卒中、脑出血、非卒中性血管性死亡) (HR=1.04，95%CI 0.73～1.48，P=0.83)[45]。

非心源性缺血性卒中患者口服抗凝药物的效果并不优于阿司匹林，且增加出血风险[10,43]。对于开始服用抗凝药物最佳时机的选择，尚有争论。发生 TIA 或轻微卒中后的患者可以立即应用，但是对于神经影像学提示存在严重梗死 (例如超过大脑中动脉供血区 1/3) 的严重卒中，应在数周后 (例如 4 周) 开始使用，这一点必须个体化。存在主动脉粥样硬化[47]、基底动脉梭形动脉瘤[48]或颈动脉夹层[46]的患者应用抗凝药物治疗可能有益。进行中的 ARCH 试验正在比较主动脉弓存在动脉粥样硬化斑块患者的二级预防中，联合应用氯吡格雷和阿司匹林与口服抗凝药物的差别。

二、各个国家对抗凝药物管理的推荐建议

各个国家对抗凝药物管理的推荐建议见表 4-3。

表 4-3 不同国家对抗凝药物管理的推荐建议的比较

指南来源	推荐意见
《中国缺血性卒中和短暂性脑缺血发作二级预防指南 2010》[36]	1. 对于非心源性缺血性卒中/TIA 患者，不推荐首选口服抗凝药物预防卒中/TIA 复发（Ⅰ级推荐，A 级证据）。 2. 非心源性缺血性卒中/TIA 患者，某些特殊情况下可考虑给予抗凝治疗，如存在主动脉粥样硬化斑块、基底动脉梭形动脉瘤、颈动脉夹层、卵圆孔未闭伴深静脉血栓形成或房间隔动脉瘤等（Ⅳ级推荐，D类证据）。
美国心脏病学会/美国卒中协会卒中委员会（AHA/ASA）《美国缺血性卒中或短暂性脑缺血发作患者的卒中预防指南》[37]	对于非心源性栓塞性缺血性卒中或 TIA 患者，推荐使用抗血小板药物而不是口服抗凝药物来降低卒中复发及其他心血管事件的风险（Ⅰ类推荐，A 级证据）。
2008 年欧洲卒中组织执行委员会和欧洲卒中组织写作委员会《缺血性卒中及短暂性脑缺血发作治疗指南》[32]	非心源性栓塞的缺血性卒中患者，建议不应用抗凝治疗，除非一些特定情况，如存在主动脉粥样硬化斑块、基底动脉梭形动脉瘤、颈动脉夹层、卵圆孔未闭伴深静脉血栓形成或房间隔动脉瘤（Ⅳ类，优良临床实践）。 如果口服抗凝治疗禁忌，建议联用低剂量阿司匹林和双嘧达莫（Ⅳ类，优良临床实践）。
《澳大利亚卒中患者临床处理指南》[39]	动脉源性缺血性卒中或 TIA 患者，抗凝治疗不常规用于二级预防（A 级推荐）。

参考文献

1. Dhamoon MS，Sciacca RR，Rundek T，et al. Recurrent stroke and cardiac risks after first ischemic stroke：the North-

ern Manhattan Study. Neurology, 2006, 66: 641-646.

2. Antithrombotic trialists collaboration. Collaborative meta-analysis of randomized trials of antiplatelet therapy for prevention of death, myocardial infarction, and stroke in high risk patients. BMJ, 2002, 324: 71-86.
3. Gent M, Blakely JA, Easton JD, et al. The Canadian American Ticlopidine Study (CATS) in thromboembolic stroke. Lancet, 1989, 1: 1215-1220.
4. Hass WK, Easton JD, Adams HP Jr, et al. A randomized trial comparing ticlopidine hydrochloride with aspirin for the prevention of stroke in high-risk patients. Ticlopidine Aspirin Stroke Study Group. N Engl J Med, 1989, 321: 501-507.
5. CAPRIE Steering Committee. A randomized, blinded, trial of clopidogrel versus aspirin in patients at risk of ischaemic events (CAPRIE). Lancet, 1996, 348: 1329-1339.
6. Mohr JP, Thompson JL, Lazar RM, et al. A comparison of warfarin and aspirin for the prevention of recurrent ischemic stroke. N Engl J Med, 2001, 345: 1444-1451.
7. Diener HC, Bogousslavsky J, Brass LM, et al. Aspirin and clopidogrel compared with clopidogrel alone after recent ischaemic stroke or transient ischaemic attack in high-risk patients (MATCH): randomized, double-blind, placebo-controlled trial. Lancet, 2004, 364: 331-337.
8. Chimowitz MI, Lynn MJ, Howlett-Smith H, et al. Comparison of warfarin and aspirin for symptomatic intracranial arterial stenosis. N Engl J Med, 2005, 352: 1305-1316.
9. Halkes PH, van Gijn J, Kappelle LJ, et al. Aspirin plus dipyridamole versus aspirin alone after cerebral ischaemia of arterial origin (ESPRIT): randomized controlled trial. Lan-

cet，2006，367：1665-1673.
10. Halkes PH，van Gijn J，Kappelle LJ，et al. Medium intensity oral anticoagulants versus aspirin after cerebral ischaemia of arterial origin (ESPRIT)：a randomized controlled trial. Lancet Neurol，2007，6：115-124.
11. Algra A，van Gijn J. Aspirin at any dose above 30 mg offers only modest protection after cerebral ischaemia. J Neurol Neurosurg Psychiatry，1996，60：197-199.
12. The Dutch TIA Trial Study Group. A comparison of two doses of aspirin (30 mg vs. 283 mg a day) in patients after a transient ischemic attack or minor ischemic stroke. N Engl J Med，1991，325：1261-1266.
13. Farrell B，Godwin J，Richards S，et al. The United Kingdom transient ischaemic attack (UK-TIA) aspirin trial：final results. J Neurol Neurosurg Psychiatry，1991，54：1044-1054.
14. Campbell CL，Smyth S，Montalescot G，et al. Aspirin dose for the prevention of cardiovascular disease：a systematic review. JAMA，2007，297：2018-2024.
15. The Dutch TIA Study Group. The Dutch TIA trial：protective effects of low-dose aspirin and atenolol in patients with transient ischemic attacks or nondisabling stroke. Stroke，1988，19：512-517.
16. Hansson L，Zanchetti A，Carruthers SG，et al. Effects of intensive blood-pressure lowering and low-dose aspirin in patients with hypertension：principal results of the Hypertension Optimal Treatment (HOT) randomized trial. HOT Study Group. Lancet，1998，351：1755-1762.
17. Bhatt DL，Fox KA，Hacke W，et al. Clopidogrel and aspirin versus aspirin alone for the prevention of atherothrom-

botic events. N Engl J Med，2006，354：1706-1717.

18. Bhatt DL，Marso SP，Hirsch AT，et al. Amplified benefit of clopidogrel versus aspirin in patients with diabetes mellitus. Am J Cardiol，2002，90：625-628.

19. Ferguson JJ 3rd，Gonzalez ER，Kannel WB，et al. Clinical safety and efficacy of clopidogrel—implications of the Clopidogrel versus Aspirin in Patients at Risk of Ischemic Events (CAPRIE) study for future management of atherosclerotic disease. Clin Ther，1998，20 Suppl B：B42-53.

20. Gorelick PB，Richardson D，Kelly M，et al. Aspirin and ticlopidine for prevention of recurrent stroke in black patients：a randomized trial. JAMA，2003，289：2947-2957.

21. Leonardi-Bee J，Bath PM，Bousser MG，et al. Dipyridamole for preventing recurrent ischemic stroke and other vascular events：a meta-analysis of individual patient data from randomized controlled trials. Stroke，2005，36：162-168.

22. Diener HC，Cunha L，Forbes C，et al. European Stroke Prevention Study. 2. Dipyridamole and acetylsalicylic acid in the secondary prevention of stroke. J Neurol Sci，1996，143：1-13.

23. Chang YJ，Ryu SJ，Lee TH. Dose titration to reduce dipyridamole-related headache. Cerebrovasc Dis，2006，22：258-262.

24. Berger JS，Roncaglioni MC，Avanzini F，et al. Aspirin for the primary prevention of cardiovascular events in women and men：a sex-specific meta-analysis of randomized controlled trials. JAMA，2006，295：306-313.

25. Guiraud-Chaumeil B，Rascol A，David J，et al. [Prevention of recurrences of cerebral ischemic vascular accidents by platelet antiaggregation. Results of a 3-year controlled ther-

apeutic trial]. Rev Neurol (Paris), 1982, 138: 367-385.
26. Bousser MG, Eschwege E, Haguenau M, et al. "AICLA" controlled trial of aspirin and dipyridamole in the secondary prevention of athero-thrombotic cerebral ischemia. Stroke, 1983, 14: 5-14.
27. The European Stroke Prevention Study (ESPS). Principal endpoints. The ESPS Group. Lancet, 1987, 2: 1351-1354.
28. Yusuf S, Zhao F, Mehta SR, et al. Effects of clopidogrel in addition to aspirin in patients with acute coronary syndromes without ST-segment elevation. N Engl J Med, 2001, 345: 494-502.
29. Cruz-Fernandez JM, Lopez-Bescos L, Garcia-Dorado D, et al. Randomized comparative trial of triflusal and aspirin following acute myocardial infarction. Eur Heart J, 2000, 21: 457-465.
30. Costa J, Ferro JM, Matias-Guiu J, et al. Triflusal for preventing serious vascular events in people at high risk. Cochrane Database Syst Rev, 2005: CD004296.
31. Sacco RL, Adams R, Albers G, et al. Guidelines for prevention of stroke in patients with ischemic stroke or transient ischemic attack: a statement for healthcare professionals from the American Heart Association/American Stroke Association Council on Stroke: co-sponsored by the Council on Cardiovascular Radiology and Intervention: the American Academy of Neurology affirms the value of this guideline. Stroke, 2006, 37: 577-617.
32. Guidelines for management of ischaemic stroke and transient ischaemic attack 2008. Cerebrovasc Dis, 2008, 25: 457-507.
33. Thijs V, Lemmens R, Fieuws S. Network meta-analysis:

simultaneous meta-analysis of common antiplatelet regimens after transient ischaemic attack or stroke. Eur Heart J, 2008, 29: 1086-1092.

34. Ringleb PA. Guidelines for Management of Ischaemic Stroke and Transient Ischaemic Attack 2008. Cerebrovasc Dis, 2008, 25: 457-507.

35. Jack Hirsh, Gordon Guyatt, Gregory W. Albers, et al. Proceedings of the Seventh ACCP Conference on Antithrombotic and Thrombolytic Therapy: evidence-based guidelines. Chest, 2004, 126: 172S-696S.

36. 中华医学会神经病学分会脑血管病学组缺血性脑卒中二级预防指南撰写组. 中国缺血性卒中和短暂性脑缺血发作二级预防指南 2010. 中华神经科杂志, 2010: 154-160.

37. Furie KL, Kasner SE, Adams RJ, et al. Guidelines for the Prevention of Stroke in Patients With Stroke or Transient Ischemic Attack: A Guideline for Healthcare Professionals From the American Heart Association/American Stroke Association. Stroke, 2011, 42: 227-276.

38. Alberta Provincial Stroke Strategy Pillar 2 Inpatient Care Working Group. APSS- Inpatient Care for Stroke. http://www.strokestrategy.ab.ca/pillar-recommendations.html, 2009.

39. The national stroke foundation. Guidelines for stroke management. http://www. strokefoundation.com.au.

40. Weimar C, Diener HC, Alberts MJ, et al. The Essen stroke risk score predicts recurrent cardiovascular events: a validation within the REduction of Atherothrombosis for Continued Health (REACH) registry. Stroke, 2009, 40: 350-354.

41. Diener HC, Ringleb PA, Savi P. Clopidogrel for the secondary prevention of stroke. Expert Opin Pharmacother,

2005，6：755-764.
42. Holmes DR Jr，Dehmer GJ，Kaul S，et al. ACCF/AHA Clopidogrel clinical alert：approaches to the FDA "boxed warning"：a report of the American College of Cardiology Foundation Task Force on Clinical Expert Consensus Documents and the American Heart Association. Circulation，2010，122：537-557.
43. The Stroke Prevention in Reversible Ischemia Trial (SPIRIT) Study Group. A randomized trial of anticoagulants versus aspirin after cerebral ischemia of presumed arterial origin. Ann Neurol，1997，42：857-865.
44. Gorter JW. Major bleeding during anticoagulation after cerebral ischemia：patterns and risk factors. Stroke Prevention In Reversible Ischemia Trial (SPIRIT). European Atrial Fibrillation Trial (EAFT) study groups. Neurology，1999，53：1319-1327.
45. The Warfarin-Aspirin Symptomatic Intracranial Disease (WASID) Study Group. Prognosis of patients with symptomatic vertebral or basilar artery stenosis. Stroke，1998，29：1389-1392.
46. Engelter ST，Brandt T，Debette S，et al. Antiplatelets versus anticoagulation in cervical artery dissection. Stroke，2007，38：2605-2611.
47. Dressler FA，Craig WR，Castello R，et al. Mobile aortic atheroma and systemic emboli：efficacy of anticoagulation and influence of plaque morphology on recurrent stroke. J Am Coll Cardiol，1998，31：134-138.
48. Echiverri HC，Rubino FA，Gupta SR，et al. Fusiform aneurysm of the vertebrobasilar arterial system. Stroke，1989，20：1741-1747.

第 5 章 其他特殊情况下卒中患者的治疗

第一节　动脉夹层

一、动脉夹层的循证医学证据

动脉夹层（artery dissection）是指血液进入动脉壁形成血肿或动脉壁内自发出血形成血肿，血管壁间剥离，导致动脉管腔狭窄、血管破裂以及栓子脱离，引起一系列临床症状。

非外伤性颈部动脉夹层发病率大约为 2.9/10 万[1]。颈动脉夹层是青年人非动脉粥样硬化脑梗死的最常见原因之一[2]，一般认为卒中患者中 2%是由于颈动脉夹层所致，其中 50 岁以下的卒中患者中有 10%是由于颈动脉夹层所致。

早在 20 世纪 70 年代，即有人对颈动脉夹层患者开始了抗凝治疗，但是至今为止尚没有关于动脉夹层抗凝治疗的随机对照研究。

一些研究显示动脉夹层引起脑缺血的原因是动脉栓塞，这也为抗凝治疗提供了依据。Lucas 等[3]对 65 例颈动脉夹层的患者进行了影像学研究，59 例发生了皮层或者皮层下大片梗死，仅仅有 6 个患者为皮层下小片梗死或者分水岭梗死。所以他认为 90%以上的缺血性卒中是由于动脉栓塞所致，而不是由于低灌注所致。Srinivasan 等[4] 对颈内动脉夹层进行了经颅多普勒（TCD）栓子监测，发现颅内血管内有大量的微栓子存在，这也进一步验证了 Lucas 等[3]的结论。

Wouter 等[5]研究认为动脉夹层最初 3～6 个月有再发卒中的风险，但 6 个月后很少再发，这一研究为缺血性卒中的二级预防的时限提供了理论基础。Engelter 等[6]认为动脉夹层抗凝治疗是有益的，可以降低再发卒中的危险。根据这一理论 Wouter 等[7]制订了抗血栓流程，如果患者没有抗凝治疗的禁忌证（如严重水肿或者有明显占位效应的大面积脑梗死、夹层延伸到颅内、有颅内动脉瘤以及其他抗凝禁忌证），动脉夹层急性期可以考虑静脉肝素治疗，维持活化部分凝血时间（APTT）为 50～70 s，随后改为口服华法林治疗（INR2.0～3.0）。夹层形成 3 个月后复查 MRI 或者血管造影，如果正常停止抗凝治疗，否则继续抗凝治疗 3 个月，夹层形成 6 个月时再次复查 MRI 或者血管造影，如果正常停止抗凝治疗，否则改为长期抗血小板治疗。如果患者存在抗凝治疗的禁忌证，最初选择抗血小板治疗，夹层形成 3 个月后复查 MRI 或者血管造影，如果正常则停止抗血小板治疗，否则继续抗血小板治疗 3 个月，夹层形成 6 个月时再次复查 MRI 或者血管造影，如果正常停止抗血小板治疗，否则进行长期抗血小板治疗。

尽管越来越多的临床医生相信预防缺血性卒中抗凝治疗比抗血小板治疗更有效，但是 2003 年 Cochrane 分析显示目前还没有高质量或者前瞻性随机的颈动脉夹层抗栓治疗的研究，还缺少颈动脉夹层的有效治疗方法[8]。2008 年 Menon 等[9]对颈动脉夹层的治疗进行了荟萃分析，这个分析共收录了从 1966 年到 2007 年间的 34 个非随机的研究，涉及 762 名患者。抗血小板与抗凝比较二者死亡的风险没有显著性差异［5/268（1.8%）*vs.* 9/494（1.8%），$P=0.88$］，发生缺血性卒中的风险也没有显著性差异［5/268（1.9%）*vs.* 10/494（2.0%），$P=0.66$］。

目前尚没有颈动脉夹层溶栓治疗的随机对照临床研究。颈内动脉颅外段动脉夹层患者发病 6 小时内可考虑静脉应用组织纤溶酶原激活剂（tPA）溶栓，但必须权衡出血风险[10]。数字减影血管造影（DSA）直视下超选择介入动脉溶栓，可以超越病变部位直接作用于远端血栓。Menon 等[9]总结了 4 个回顾性研究[10-13]，共研究了 59 例颈动脉夹层患者，大部分于卒中发作后 3 h 内进行溶栓治疗。7 例为尿激酶动脉溶栓治疗，52 例为 tPA 静脉溶栓治疗，总体症状性脑出血的发生率为 1.7%，这个结果与 SITSMOST[14]溶栓研究比较，症状性脑出血发生率没有差别。动脉夹层溶栓治疗是相对安全的。

一些人担心抗凝或者溶栓治疗会加重颈动脉夹层，使夹层进一步延伸或者扩大，但是这种担心是没有必要的[10]。

大部分颈动脉和椎动脉夹层都可以自愈。如果经过充分的抗凝治疗患者仍然持续存在缺血的症状，我们可以考虑血管内治疗或者外科手术。外科治疗的方法包括颈动脉或者椎动脉结扎联合动脉旁路移植手术（搭桥手术）[15-16]。这种方法技术难度大，并发症较多。血管内治疗包括经皮球囊血管成形术和放置动脉金属支架，其风险相对较低，目前这种方式逐渐取代了外科的治疗方法[17-18]。但是支架治疗的长期疗效还不确定，需要更长时间的随访观察。

二、各个国家对动脉夹层管理的推荐建议

各个国家对动脉夹层管理的推荐建议见表 5-1。

表 5-1　不同国家对动脉夹层管理的推荐建议的比较

指南来源	推荐意见
《中国缺血性卒中和短暂性脑缺血发作二级预防指南 2010》[19]	1. 无抗凝禁忌证的动脉夹层患者发生缺血性卒中或者 TIA 后，首先选择静脉肝素治疗，维持 APTT 50～70 s；随后改为口服华法林抗凝治疗（INR2.0～3.0），通常使用 3～6 个月；随访 6 个月，如果仍然存在动脉夹层，需要更换为抗血小板药物长期治疗（Ⅲ级推荐，C 级证据）。 2. 存在抗凝禁忌证的患者需要抗血小板治疗 3～6 个月。随访 6 个月如果仍然存在动脉夹层，需要长期抗血小板药物治疗（Ⅲ级推荐，C 级证据）。 3. 药物治疗失败的动脉夹层患者可以考虑血管内治疗或者外科手术治疗（Ⅲ级推荐，C 级证据）。

续表

指南来源	推荐意见
美国心脏病学会/美国卒中协会卒中委员会（AHA/ASA）《美国缺血性卒中或短暂性脑缺血发作患者的卒中预防指南》[20]	1. 对于有颅外颈动脉或椎动脉夹层的缺血性卒中或TIA患者，至少进行3～6个月的抗栓治疗是合理的（Ⅱa类，B级证据）。 2. 与抗凝治疗相比，抗血小板治疗对有颅外颈动脉或椎动脉夹层的缺血性卒中或TIA患者的相对有效性未知（Ⅱb类，B级证据）。 3. 对于有颅外颈动脉或椎动脉夹层的缺血性卒中或TIA患者，使用最佳药物治疗但仍出现明确的复发脑缺血事件，可以考虑血管内治疗（支架）（Ⅱb类，C级证据）。 4. 有颅外颈动脉或椎动脉夹层的缺血性卒中或TIA患者，如果血管内治疗失败，或不具有血管内治疗指征，可以考虑手术治疗（Ⅱb类，C级证据）。

第二节　卵圆孔未闭

一、卵圆孔未闭（patent foramen ovale，PFO）引起卒中的循证医学证据

卵圆孔是胎儿期的一个生理通道，允许血液从右心房流入左心房以维持胎儿血液循环。大多数人卵圆孔在出生后3个月关闭，17%～34%[21]的成年人卵圆窝部两层隔膜未完全融合，在卵圆孔顶端遗留的月牙形裂隙即成为卵圆孔未闭。

以前认为PFO是缺血性卒中的独立危险因素，特别是年龄＜55岁的不明原因卒中。Homma等[22]发现不明原因缺血性卒中患者的卵圆孔直径（2.1 mm±1.7 mm）显著大于病因明确的卒中患者（0.57 mm±0.78 mm）。Steiner等[23]报道直径中到大的PFO在不明原因卒中患者中的检出率较高（26%）。

但是最近的几个队列研究得出相反的结论，他们认为PFO不是缺血性卒中的独立危险因素。Mas等[24]对581例不明原因

卒中患者经过 4 年的随访观察，PFO 患者中卒中再发率是 2.3%，无 PFO 的患者中发病率为 4.2%，未发现 PFO 与缺血性卒中的复发率有明显的关系。Meissner 等[25]经过 5.1 年随访了 585 例患者，PFO 患者发生缺血性卒中的风险的危害比为 1.46（95% CI 0.74～2.88，$P=0.28$），PFO 不是卒中的独立危险因素。Di Tullio 等[26]对 1100 例普通人群进行了前瞻性研究，通过长达（79.7±28）个月的随访发现，PFO 患者发生缺血性卒中的危险比为 1.64（95% CI 0.87～3.09），不明原因卒中患者与其他病因患者的 PFO 检出率无统计学差异（18.2% *vs.* 21.2%，$P=0.6$）。PFO 在普通人群中不能作为缺血性卒中的独立危险因素，这一结论将影响 PFO 的治疗策略。

尽管没有证据显示 PFO 是缺血性卒中的独立危险因素，但是 PFO 和不明原因卒中还是密切相关的[27-28]。PFO 在正常人群中占有很大的比例，并不是所有 PFO 的人群都容易发生卒中，其发生卒中的风险主要与下面的因素有关：直径大的 PFO，右心房压力增加存在右向左分流，高凝状态，PFO 合并房间隔膨胀瘤，存在下腔静脉瓣，存在希阿里网，如果有 1 种以上的危险因素时，卒中的风险明显增大[24, 29-30]。据尸检资料统计，在正常人群中约 1%有房间隔膨胀瘤，房间隔膨胀瘤与缺血性卒中密切相关[31-32]。60%房间隔膨胀瘤合并 PFO，其直径往往比较大[10]。几乎所有的房间隔膨胀瘤内都有血栓形成，因此由右心至左心的非常规的栓子可以成为脑栓塞的原因之一。

WARSS[33]（华法林和阿司匹林预防卒中复发）研究发现，对于原因不明的卒中患者使用 325 mg 阿司匹林或者华法林（目标 INR1.4～2.8），二者对卒中复发或者死亡的影响没有明显差异。Homma 等[34]对 WARSS 研究进行了亚组分析，203 例 PFO 患者与非 PFO 患者比较，卒中复发的时间间隔没有显著性差异。同时发现 PFO 大小或是否存在房间隔膨胀瘤对卒中复发没有影响。Hanna 等[35]对 15 例 PFO 相关性缺血性卒中进行了 28 个月随访，发现服用阿司匹林后没有新发卒中，他们认为使用阿司匹林预防 PFO 相关性缺血性卒中已经足够。如果阿司匹林无效，可以考虑抗凝或者外科手术治疗。Mas 等[24]研究了 581 例长期服用阿司匹林（300 mg/d）的不明原因缺血性卒中患者，随访 4 年发现 PFO 合并房间隔膨胀瘤的患者再次发生卒中或者 TIA 的危险最高，为 15.2%，孤立 PFO 为 2.3%，没有心脏异常的为 4.2%，作者认为阿司匹林预防 PFO 合并房间隔膨胀瘤时的缺血性卒中效果不佳，应该选择其他治疗方法。

不明原因缺血性卒中或者全身栓塞性疾病如果存在右向左分流（比如 PFO），应该系统查找深静脉血栓。这些患者一旦发现存在深静脉血栓或者肺动脉栓塞，应该选择抗凝治疗或 PFO 闭合术。如果没有深静脉血栓或者肺动脉栓塞，抗血小板治疗应该作为抗栓治疗的首要选择。对于无症状的 PFO 或者房间隔膨胀瘤，不推荐抗栓治疗。Stollberger 等[36]调查了临床怀疑矛盾性脑栓塞同时合并 PFO 的 42 例患者，经过静脉血管造影发现其中 24 例（占 57%，95% CI 41%～72%）存在下肢静脉血栓。这一研究支持对 PFO 合并深静脉血栓的患者进行抗凝治疗。

外科手术和 PFO 血管内封堵是有效的治疗方法。Braun 等[37]对 276 例血栓栓塞事件合并 PFO 的患者进行了经皮 PFO 封堵术，随访 15.1 个月发现每年 TIA 复发率为 1.7%，卒中和外周栓塞率都为 0。Martin 等[38]对 110 例交叉性栓塞的 PFO 患者进行了经导管 PFO 封堵术，随访 2.3 年，有 2 例发生卒中（1 例为致死性卒中，1 例为 TIA)，年复发率为 0.9%。作者认为经导管 PFO 封堵术是安全有效的治疗方法，可以减少栓塞事件的发生。Windecker 等[39]经过 4 年的随访观察发现，曾经有过一次以上的卒中患者进行血管内 PFO 封堵术与内科治疗对比，卒中和 TIA 风险显著降低（卒中风险：7.3% *vs.* 33.2%，P=0.01；TIA 风险：6.5% *vs.* 22.2%，P=0.04)。Wahl 等[40]发现血管内治疗对以前发生过矛盾性栓塞的合并房间隔膨胀瘤的 PFO 患者是安全有效的方法，6 个月的随访发现这种治疗方法不但可以减少右向左分流，还能够有效抑制房间隔的摆动。长期的随访发现房间隔膨胀瘤合并 PFO 患者经过血管内治疗后，其再发血栓事件的风险明显降低。这些研究都是非随机研究，评价内科治疗与介入治疗的随机对照临床试验正在进行中[30]。

二、各个国家关于卵圆孔未闭管理的推荐建议

各个国家关于卒中后卵圆孔未闭管理的推荐建议见表5-2。

表5-2　不同国家对卵圆孔未闭管理的推荐建议的比较

指南来源	推荐意见
《中国缺血性卒中和短暂性脑缺血发作二级预防指南2010》[19]	55岁以下的不明原因缺血性卒中/TIA患者应该进行PFO筛查（Ⅲ级推荐，C级证据）。 不明原因的缺血性卒中/TIA合并卵圆孔未闭的患者，使用抗血小板治疗。如果存在深部静脉血栓形成、房间隔膨胀瘤或者存在抗凝治疗的其他指征（如心房颤动、高凝状态），建议华法林治疗（目标INR 2.5；范围2.0～3.0）（Ⅲ级推荐，C级证据）。 经过充分治疗的不明原因的复发性缺血性卒中/TIA患者可以选择血管内PFO封堵术（Ⅲ级推荐，C级证据）。
美国心脏病学会/美国卒中协会卒中委员会（AHA/ASA）《美国缺血性卒中或短暂性脑缺血发作患者的卒中预防指南》[20]	1. 对于有PFO的缺血性卒中或TIA患者，抗血小板治疗是合理的（Ⅱa类，B级证据）。 2. 尚无充分证据能够证实在PFO患者卒中二级预防中抗凝治疗与阿司匹林疗效相同或优于阿司匹林（Ⅱb类，B级证据）（新建议）。 3. 尚无对有PFO的卒中患者进行PFO封堵术的充分证据（Ⅱb类，C级证据）。
2008年欧洲卒中组织执行委员会和欧洲卒中组织写作委员会《缺血性卒中及短暂性脑缺血发作治疗指南》[41]	建议对有高危卵圆孔未闭的隐源性卒中患者进行卵圆孔未闭的血管内封堵术（Ⅳ类证据，优良临床实践）。
《澳大利亚卒中患者临床处理指南》[42]	1. 所有伴有卵圆孔未闭的缺血性卒中或TIA患者应首选抗血小板治疗（C级推荐）。 2. 选择抗凝治疗前，应考虑其他危险因素并权衡增加危害的风险（C级推荐）。 3. 卵圆孔未闭闭合术的证据尚不充分（GGP）。

第三节　高同型半胱氨酸血症

一、高同型半胱氨酸血症引起卒中的循证医学证据

越来越多的临床试验证明高同型半胱氨酸血症是心脑血管疾病发生的独立危险因素[43-49]，所以临床上设计了很多研究观察降低同型半胱氨酸是否能够降低心脑血管病的发生。

40 年前 McCully[50] 发现同型半胱氨酸血症可能是动脉粥样硬化的潜在病因。事实上，现在很多流行病学研究已经证实了高同型半胱氨酸血症是心肌梗死以及其他的冠脉综合征、卒中、颈动脉狭窄、静脉血栓、血管成形术后不良结局的危险因素[43-49]。

CUDAS 研究[51]共收集了 1111 例无症状患者，观察颈动脉内膜厚度与同型半胱氨酸血症的关系。他们发现合并高同型半胱氨酸血症的患者其颈动脉内膜明显增厚（OR 2.60），颈动脉斑块也明显增加（OR 1.76）。作者认为在普通人群中高同型半胱氨酸血症是颈动脉内膜增厚和斑块形成的独立危险因素。另一个临床研究[52]应用电子束 CT 评定动脉粥样硬化程度，对 133 例患者随访 8～88 个月（平均 20 个月），发现血同型半胱氨酸≥12 μmol/L的患者冠状动脉钙化评分每年增长 35%，而血同型半胱氨酸＜12 μmol/L 的患者其冠状动脉钙化评分每年只增长 17%（$P=0.0008$）。作者认为高同型半胱氨酸血症可以独立地预测冠状动脉斑块的进展。

1995 年一篇荟萃分析[53]进一步证实了高同型半胱氨酸血症是动脉粥样硬化的独立危险因素。这篇荟萃分析共收集了 27 个同型半胱氨酸血症与动脉粥样硬化血管病关系的研究，证实血中同型半胱氨酸水平增加 5 μmol/L 相当于胆固醇水平增加 20 mmol/L，血同型半胱氨酸水平升高 25%就会增加 10%心血管事件的风险和 20%卒中的风险，大概有一半的卒中患者都存在高同型半胱氨酸血症（血同型半胱氨酸大于 15 μmol/L）。同样

2002 年一篇荟萃分析[54]得出了相似的结论，高同型半胱氨酸水平增加了卒中的风险（OR 1.19，95% CI 1.05～1.31）。

叶酸、维生素 B_{12} 与维生素 B_6 摄入量是血浆同型半胱氨酸水平的决定因素，其中叶酸起了最重要的作用。临床试验显示[55]单独口服叶酸、维生素 B_{12}、维生素 B_6 或者 3 种维生素联合应用，可以在 6 周内分别降低同型半胱氨酸水平 42%、5%、12%和 50%。单独口服叶酸与叶酸联用维生素对比，同型半胱氨酸水平的降低没有显著性差异。PACIFIC 研究[56]比较了不同剂量叶酸摄入水平对血浆同型半胱氨酸水平降低的影响，723 名心肌梗死或者不稳定型心绞痛患者随机服用叶酸 2.0 mg/d、0.2 mg/d 或安慰剂。结果显示高剂量组血浆同型半胱氨酸水平降低最明显（16% *vs.* 11%）。

在这种背景下，1998 年 1 月美国食品与药品监督管理局批准在谷物食品中添加叶酸，强化叶酸的摄入。随后抽血发现这组人群的血浆叶酸水平明显升高，同型半胱氨酸水平明显降低，同型半胱氨酸血症的比例由强化叶酸摄入前的 18.7%降低到 9.8%[57]。Vermeulen 等对 167 例早发动脉粥样硬化血栓性疾病患者的同胞进行了研究，总共收集了 158 例健康同胞，随机给予叶酸 5 mg/d+维生素 B_6 250 mg/d 和安慰剂，经过 2 年的随访发现补充维生素组同型半胱氨酸水平从 14.7 μmol/L 降低到 7.4 μmol/L，安慰剂组从 14.7 μmol/L 降低到 12.0 μmol/L[58]，补充维生素可以显著降低同型半胱氨酸水平。

Till 和 Marcucci 等研究[59-60]认为长期服用叶酸和 B 族维生素可以降低颈动脉内膜的厚度，但是这种治疗方法是否有助于缺血性脑血管病的预防呢？荟萃分析显示叶酸对卒中的一级预防有积极的作用，Wang 等[61]对 8 项补充叶酸治疗的随机研究进行汇总分析，认为补充叶酸可有效降低卒中发生率。

但是对于各种血管性疾病的二级预防是否有效，仍然存在很大的争议。HOPE-2 研究[62]和 NORVIT 研究[63]分别对既往有过血管性疾病和急性心肌梗死的共 9000 余例患者进行研究，长期随访发现服用叶酸和 B 族维生素并不能减少血管事件的发生，反而因不稳定型心绞痛而住院的人数增加了（RR 1.24，95% CI 1.04～1.49，$P=0.02$）[62]，甚至有增加各种终点事件的发生率的趋势[21]。同样2008年Albert[64]和Ebbing等[65]的研究也发现，降低同型半胱氨酸的水平并不能有效降低各种血管疾病的发生率。

VISP研究[66]是目前关于补充维生素对卒中二级预防的最大型研究之一。从1996年9月开始入选患者，共入选了3680名非残疾缺血性卒中病例，随机分为高剂量联合治疗组（$n=1827$；25 mg维生素B_6、0.4 mg维生素B_{12}和2.5 mg叶酸）和低剂量联合治疗组（$n=1853$；200 μg维生素B_6、6 μg维生素B_{12}和20 μg叶酸）。经过2年随访发现高剂量组同型半胱氨酸浓度平均降低2 μmol/L，明显高于低剂量组，但是没有降低终点事件（脑梗死、心肌梗死、死亡）的发生率。2年内高剂量治疗组缺血性脑血管疾病的发生率为9.2%，低剂量治疗组为8.8%（RR 1.0，95% CI 0.8～1.3）。对于VISP研究出现的阴性结果，作者认为可能和以下因素有关：该研究的同型半胱氨酸水平入选标准太低（女性≥8.5 μmol/L，男性≥9.5 μmol/L），以至于不能得出较大的效应；研究力度不够或者随访期短，从而不能发现不良事件的减少；该研究始于1996年，同期在美国正开展补充谷物中叶酸水平的政策[57]，因此可能降低了较高同型半胱氨酸水平患者的入选率，而后者才是更可能获益的人群。

二、各个国家对高同型半胱氨酸血症管理的推荐建议

各个国家对卒中后高同型半胱氨酸血症管理的推荐建议见表5-3。

表5-3 不同国家对高同型半胱氨酸血症管理的推荐建议的比较

指南来源	推荐意见
《中国缺血性卒中和短暂性脑缺血发作二级预防指南2010》[19]	缺血性卒中或者TIA患者，每日给予维生素B_6、维生素B_{12}和叶酸口服可以降低同型半胱氨酸水平。但是降低同型半胱氨酸水平是否可以降低卒中复发的证据尚不充分（Ⅰ级推荐，A级证据）。

续表

指南来源	推荐意见
美国心脏病学会/美国卒中协会卒中委员会（AHA/ASA）《美国缺血性卒中或短暂性脑缺血发作患者的卒中预防指南》[20]	尽管补充叶酸能够降低同型半胱氨酸水平，并可以考虑在有高同型半胱氨酸血症的缺血性卒中患者中使用（Ⅱb 类推荐，B 级证据），但尚无证据表明降低同型半胱氨酸水平能够预防卒中复发。
2008 年欧洲卒中组织执行委员会和欧洲卒中组织写作委员会《缺血性卒中及短暂性脑缺血发作治疗指南》[41]	能降低同型半胱氨酸的维生素（叶酸、维生素 B_{12} 和维生素 B_6）未能减少卒中再发，相反地可能会增加血管事件，但是进一步的试验还在进行中。
加拿大阿尔伯塔省卒中策略——卒中二级预防[67]	对患有缺血性卒中或 TIA 和高同型半胱氨酸血症的病人来说，每日摄入标准多种维生素制剂可以降低同型半胱氨酸水平。没有任何证据表明，降低同型半胱氨酸水平将减少卒中发生（A 级证据/Ⅰ级推荐）。

第四节　其他特殊情况下卒中患者治疗的临床工具

（一）动脉夹层所致卒中患者的治疗目标和治疗方案[68]（见图 5-1）

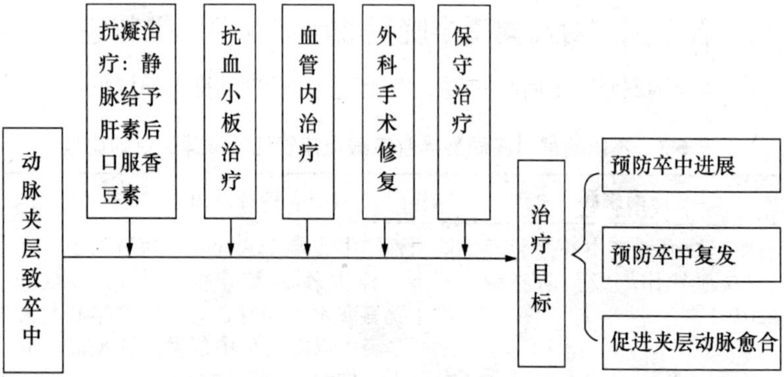

图 5-1　动脉夹层所致卒中患者的治疗目标和治疗方案

（二）伴有颅外动脉夹层的缺血性卒中或 TIA 患者的治疗流程图（见图 5-2）

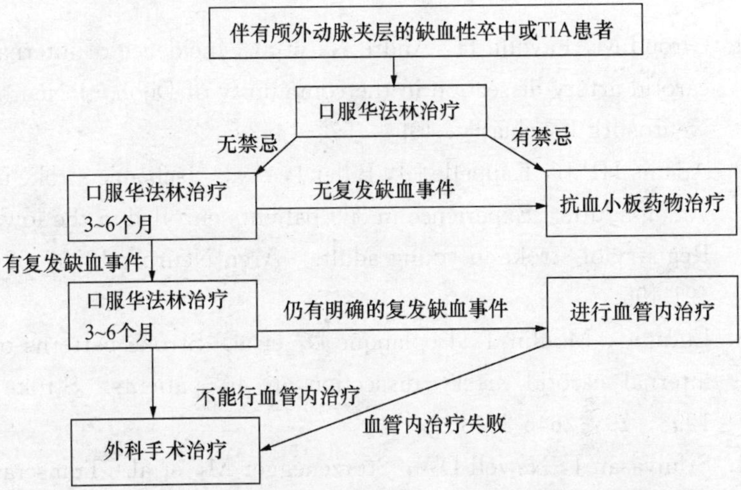

图 5-2 伴有颅外动脉夹层的缺血性卒中或 TIA 患者的治疗流程图

（三）PFO 引起的缺血性卒中或 TIA 患者抗栓治疗流程图（见图 5-3）

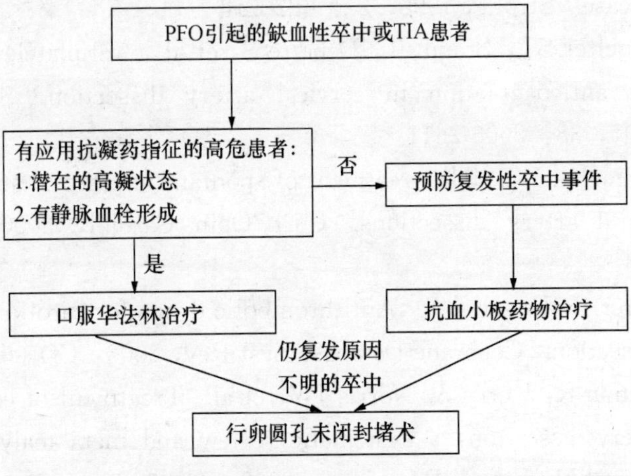

图 5-3 PFO 引起的缺血性卒中或 TIA 患者抗栓治疗流程图

参考文献

1. Giroud M，Fayolle H，Andre N，et al. Incidence of internal carotid artery dissection in the community of Dijon. J Neurol Neurosurg Psychiatry，1994，57：1443.
2. Adams HP Jr，Kappelle LJ，Biller J，et al. Ischemic stroke in young adults. Experience in 329 patients enrolled in the Iowa Registry of stroke in young adults. Arch Neurol，1995，52：491-495.
3. Lucas C，Moulin T，Deplanque D，et al. Stroke patterns of internal carotid artery dissection in 40 patients. Stroke，1998，29：2646-2648.
4. Srinivasan J，Newell DW，Sturzenegger M，et al. Transcranial Doppler in the evaluation of internal carotid artery dissection. Stroke，1996，27：1226-1230.
5. Schievink WI，Mokri B，Piepgras DG，et al. Recurrent spontaneous arterial dissections：risk in familial versus nonfamilial disease. Stroke，1996，27：622-624.
6. Engelter ST，Brandt T，Debette S，et al. Antiplatelets versus anticoagulation in cervical artery dissection. Stroke，2007，38：2605-2611.
7. Schievink WI. The treatment of spontaneous carotid and vertebral artery dissections. Curr Opin Cardiol，2000，15：316-321.
8. Lyrer P，Engelter S. Antithrombotic drugs for carotid artery dissection. Cochrane Database Syst Rev，2003：CD000255.
9. Menon R，Kerry S，Norris JW，et al. Treatment of cervical artery dissection：a systematic review and meta-analysis. J Neurol Neurosurg Psychiatry，2008，79：1122-1127.

10. Derex L, Nighoghossian N, Turjman F, et al. Intravenous tPA in acute ischemic stroke related to internal carotid artery dissection. Neurology, 2000, 54: 2159-2161.
11. Rudolf J, Neveling M, Grond M, et al. Stroke following internal carotid artery occlusion - a contra-indication for intravenous thrombolysis?. Eur J Neurol, 1999, 6: 51-55.
12. Arnold M, Nedeltchev K, Sturzenegger M, et al. Thrombolysis in patients with acute stroke caused by cervical artery dissection: analysis of 9 patients and review of the literature. Arch Neurol, 2002, 59: 549-553.
13. Touze E, Gauvrit JY, Moulin T, et al. Risk of stroke and recurrent dissection after a cervical artery dissection: a multicenter study. Neurology, 2003, 61: 1347-1351.
14. Wahlgren N, Ahmed N, Davalos A, et al. Thrombolysis with alteplase for acute ischaemic stroke in the Safe Implementation of Thrombolysis in Stroke-Monitoring Study (SITS-MOST): an observational study. Lancet, 2007, 369: 275-282.
15. Schievink WI, Piepgras DG, McCaffrey TV, et al. Surgical treatment of extracranial internal carotid artery dissecting aneurysms. Neurosurgery, 1994, 35: 809-815; discussion 815-816.
16. Morgan MK, Sekhon LH. Extracranial-intracranial saphenous vein bypass for carotid or vertebral artery dissections: a report of six cases. J Neurosurg, 1994, 80: 237-246.
17. Liu AY, Paulsen RD, Marcellus ML, et al. Long-term outcomes after carotid stent placement treatment of carotid artery dissection. Neurosurgery, 1999, 45: 1368-73; discussion 1373-1374.
18. Malek AM, Higashida RT, Phatouros CC, et al. Endovas-

cular management of extracranial carotid artery dissection achieved using stent angioplasty. AJNR Am J Neuroradiol, 2000, 21: 1280-1292.
19. 中华医学会神经病学分会脑血管病学组缺血性脑卒中二级预防指南撰写组. 中国缺血性卒中和短暂性脑缺血发作二级预防指南2010. 中华神经科杂志, 2010: 154-160.
20. Furie KL, Kasner SE, Adams RJ, et al. Guidelines for the Prevention of Stroke in Patients With Stroke or Transient Ischemic Attack: A Guideline for Healthcare Professionals From the American Heart Association/American Stroke Association. Stroke, 2011, 42: 227-276.
21. Hagen PT, Scholz DG, Edwards WD. Incidence and size of patent foramen ovale during the first 10 decades of life: an autopsy study of 965 normal hearts. Mayo Clin Proc, 1984, 59: 17-20.
22. Homma S, Di Tullio MR, Sacco RL, et al. Characteristics of patent foramen ovale associated with cryptogenic stroke. A biplane transesophageal echocardiographic study. Stroke, 1994, 25: 582-586.
23. Steiner MM, Di Tullio MR, Rundek T, et al. Patent foramen ovale size and embolic brain imaging findings among patients with ischemic stroke. Stroke, 1998, 29: 944-948.
24. Mas JL, Arquizan C, Lamy C, et al. Recurrent cerebrovascular events associated with patent foramen ovale, atrial septal aneurysm, or both. N Engl J Med, 2001, 345: 1740-1746.
25. Meissner I, Khandheria BK, Heit JA, et al. Patent foramen ovale: innocent or guilty? Evidence from a prospective population-based study. J Am Coll Cardiol, 2006, 47: 440-445.
26. Di Tullio MR, Sacco RL, Sciacca RR, et al. Patent foramen

ovale and the risk of ischemic stroke in a multiethnic population. J Am Coll Cardiol, 2007, 49: 797-802.
27. Handke M, Harloff A, Olschewski M, et al. Patent foramen ovale and cryptogenic stroke in older patients. N Engl J Med, 2007, 357: 2262-2268.
28. Overell JR, Bone I, Lees KR. Interatrial septal abnormalities and stroke: a meta-analysis of case-control studies. Neurology, 2000, 55: 1172-1179.
29. Homma S, Sacco RL, Di Tullio MR, et al. Atrial anatomy in non-cardioembolic stroke patients: effect of medical therapy. J Am Coll Cardiol, 2003, 42: 1066-1072.
30. Homma S, Sacco RL. Patent foramen ovale and stroke. Circulation, 2005, 112: 1063-1072.
31. Schneider B, Hanrath P, Vogel P, et al. Improved morphologic characterization of atrial septal aneurysm by transesophageal echocardiography: relation to cerebrovascular events. J Am Coll Cardiol, 1990, 16: 1000-1009.
32. Pearson AC, Nagelhout D, Castello R, et al. Atrial septal aneurysm and stroke: a transesophageal echocardiographic study. J Am Coll Cardiol, 1991, 18: 1223-1229.
33. Mohr JP, Thompson JL, Lazar RM, et al. A comparison of warfarin and aspirin for the prevention of recurrent ischemic stroke. N Engl J Med, 2001, 345: 1444-1451.
34. Homma S, Sacco RL, Di Tullio MR, et al. Effect of medical treatment in stroke patients with patent foramen ovale: patent foramen ovale in Cryptogenic Stroke Study. Circulation, 2002, 105: 2625-2631.
35. Hanna JP, Sun JP, Furlan AJ, et al. Patent foramen ovale and brain infarct. Echocardiographic predictors, recurrence, and prevention. Stroke, 1994, 25: 782-786.

36. Stollberger C, Slany J, Schuster I, et al. The prevalence of deep venous thrombosis in patients with suspected paradoxical embolism. Ann Intern Med, 1993, 119: 461-465.
37. Braun MU, Fassbender D, Schoen SP, et al. Transcatheter closure of patent foramen ovale in patients with cerebral ischemia. J Am Coll Cardiol, 2002, 39: 2019-2025.
38. Martin F, Sanchez PL, Doherty E, et al. Percutaneous transcatheter closure of patent foramen ovale in patients with paradoxical embolism. Circulation, 2002, 106: 1121-1126.
39. Windecker S, Wahl A, Nedeltchev K, et al. Comparison of medical treatment with percutaneous closure of patent foramen ovale in patients with cryptogenic stroke. J Am Coll Cardiol, 2004, 44: 750-758.
40. Wahl A, Krumsdorf U, Meier B, et al. Transcatheter treatment of atrial septal aneurysm associated with patent foramen ovale for prevention of recurrent paradoxical embolism in high-risk patients. J Am Coll Cardiol, 2005, 45: 377-380.
41. European Stroke Organization (ESO) excutive committee, ESO writing group. Guidelines for management of ischaemic stroke and transient ischaemic attack 2008. Cerebrovasc Dis, 2008, 25: 457-507.
42. The national stroke foundation. Guidelines for stroke management. http://www. strokefoundation. com. au.
43. Stampfer MJ, Malinow MR, Willett WC, et al. A prospective study of plasma homocyst (e) ine and risk of myocardial infarction in US physicians. JAMA, 1992, 268: 877-881.
44. Perry IJ, Refsum H, Morris RW, et al. Prospective study of serum total homocysteine concentration and risk of stroke

in middle-aged British men. Lancet, 1995, 346: 1395-1398.
45. Al-Obaidi MK, Stubbs PJ, Collinson P, et al. Elevated homocysteine levels are associated with increased ischemic myocardial injury in acute coronary syndromes. J Am Coll Cardiol, 2000, 36: 1217-1222.
46. Matetzky S, Freimark D, Ben-Ami S, et al. Association of elevated homocysteine levels with a higher risk of recurrent coronary events and mortality in patients with acute myocardial infarction. Arch Intern Med, 2003, 163: 1933-1937.
47. Tanne D, Haim M, Goldbourt U, et al. Prospective study of serum homocysteine and risk of ischemic stroke among patients with preexisting coronary heart disease. Stroke, 2003, 34: 632-636.
48. Schnyder G, Flammer Y, Roffi M, et al. Plasma homocysteine levels and late outcome after coronary angioplasty. J Am Coll Cardiol, 2002, 40: 1769-1776.
49. den Heijer M, Koster T, Blom HJ, et al. Hyperhomocysteinemia as a risk factor for deep-vein thrombosis. N Engl J Med, 1996, 334: 759-762.
50. McCully KS. Vascular pathology of homocysteinemia: implications for the pathogenesis of arteriosclerosis. Am J Pathol, 1969, 56: 111-128.
51. McQuillan BM, Beilby JP, Nidorf M, et al. Hyperhomocysteinemia but not the C677T mutation of methylenetetrahydrofolate reductase is an independent risk determinant of carotid wall thickening. The Perth Carotid Ultrasound Disease Assessment Study (CUDAS). Circulation, 1999, 99: 2383-2388.
52. Rasouli ML, Nasir K, Blumenthal RS, et al. Plasma homocysteine predicts progression of atherosclerosis. Atheroscle-

rosis，2005，181：159-165.
53. Boushey CJ，Beresford SA，Omenn GS，et al. A quantitative assessment of plasma homocysteine as a risk factor for vascular disease. Probable benefits of increasing folic acid intakes. JAMA，1995，274：1049-1057.
54. Homocysteine studies collaboration. Homocysteine and risk of ischemic heart disease and stroke：a meta-analysis. JAMA，2002，288：2015-2022.
55. Ubbink JB，Vermaak WJ，van der Merwe A，et al. Vitamin B-12，vitamin B-6，and folate nutritional status in men with hyperhomocysteinemia. Am J Clin Nutr，1993，57：47-53.
56. Neal B，MacMahon S，Ohkubo T，et al. Dose-dependent effects of folic acid on plasma homocysteine in a randomized trial conducted among 723 individuals with coronary heart disease. Eur Heart J，2002，23：1509-1515.
57. Jacques PF，Selhub J，Bostom AG，et al. The effect of folic acid fortification on plasma folate and total homocysteine concentrations. N Engl J Med，1999，340：1449-1454.
58. Vermeulen EG，Stehouwer CD，Twisk JW，et al. Effect of homocysteine-lowering treatment with folic acid plus vitamin B6 on progression of subclinical atherosclerosis：a randomised，placebo-controlled trial. Lancet，2000，355：517-522.
59. Till U，Rohl P，Jentsch A，et al. Decrease of carotid intima-media thickness in patients at risk to cerebral ischemia after supplementation with folic acid，Vitamins B6 and B12. Atherosclerosis，2005，181：131-135.
60. Marcucci R，Zanazzi M，Bertoni E，et al. Homocysteine-lowering therapy and carotid intima-media thickness in renal transplant recipients. Transplant Proc，2005，37：2491-2492.

61. Wang X, Qin X, Demirtas H, et al. Efficacy of folic acid supplementation in stroke prevention: a meta-analysis. Lancet, 2007, 369: 1876-1882.
62. Lonn E, Yusuf S, Arnold MJ, et al. Homocysteine lowering with folic acid and B vitamins in vascular disease. N Engl J Med, 2006, 354: 1567-1577.
63. Bonaa KH, Njolstad I, Ueland PM, et al. Homocysteine lowering and cardiovascular events after acute myocardial infarction. N Engl J Med, 2006, 354: 1578-1588.
64. Albert CM, Cook NR, Gaziano JM, et al. Effect of folic acid and B vitamins on risk of cardiovascular events and total mortality among women at high risk for cardiovascular disease: a randomized trial. JAMA, 2008, 299: 2027-2036.
65. Ebbing M, Bleie O, Ueland PM, et al. Mortality and cardiovascular events in patients treated with homocysteine-lowering B vitamins after coronary angiography: a randomized controlled trial. JAMA, 2008, 300: 795-804.
66. Toole JF, Malinow MR, Chambless LE, et al. Lowering homocysteine in patients with ischemic stroke to prevent recurrent stroke, myocardial infarction, and death: the Vitamin Intervention for Stroke Prevention (VISP) randomized controlled trial. JAMA, 2004, 291: 565-575.
67. Alberta Provincial Stroke Strategy Pillar 2 Inpatient Care Working Group. APSS- Inpatient Care for Stroke. http://www.strokestrategy.ab.ca/pillar-recommendations.html, 2009.
68. 王春雪．缺血性脑血管病二级预防手册．北京：人民卫生出版社，2009.

附录1　不同国家指南推荐强度和证据水平标准

（一）《中国缺血性卒中/短暂性脑缺血发作二级预防指南》关于推荐强度和证据水平的标准

表1　《中国缺血性卒中/短暂性脑缺血发作二级预防指南》关于推荐强度和证据水平的标准[16]

推荐强度	
Ⅰ级	基于A级证据或专家高度一致的共识（如：不能进行随机对照试验的情况）
Ⅱ级	基于B级证据和专家共识
Ⅲ级	基于C级证据和专家共识
Ⅳ级	基于D级证据和专家共识
治疗措施的证据水平	
A级	多个随机对照试验的荟萃分析或系统评价；多个随机对照试验或1个样本量足够的随机对照试验（高质量）。
B级	至少1个较高质量的随机对照试验。
C级	未随机分组但设计良好的对照试验；或设计良好的队列研究或病例对照研究。
D级	无同期对照的系列病例分析和专家意见。
诊断措施的证据水平	
A级	1个或多个样本量足够的采用了参考（金）标准、盲法评价的前瞻性队列研究（高质量）。
B级	至少1个前瞻性队列研究或设计良好的回顾性病例对照研究，采用了金标准和盲法评价（较高质量）。
C级	回顾性、非盲法评价的对照研究。
D级	无对照的系列病例分析和专家意见。

（二）美国AHA推荐和证据分级的应用

表2　美国AHA有关推荐和证据分级的应用

“治疗效应的大小”				
	Ⅰ级	Ⅱa级	Ⅱb级	Ⅲ级
	收益＞＞＞风险应当实施操作/给予药物治疗	收益＞＞风险需要进一步的集中研究实施该程序/给予该治疗是合理的	收益≥风险需要进一步的广泛的研究，额外的注册资料可能有帮助，可以考虑该程序/治疗	风险≥收益程序/治疗不应该被实施/给予，因为它是无用的或可能有害
A级 对多个（3～5个）人群进行风险分层评估* 效应的总体方向和量值基本一致	·程序或治疗是有益的或有效的推荐 ·从多个随机试验或荟萃分析得到的充分的证据	·偏重于赞成程序或治疗是有益/有效的推荐 ·多个随机试验或荟萃分析得到一些矛盾的证据	·推荐的有益/有效性未很好确立 ·多个随机试验或荟萃分析得到很多矛盾的证据	·程序/治疗是非有益/有效的且可能是有害的推荐 ·从多个随机试验或荟萃分析中得到的充分的证据
B级 对有限（2～3个）人群进行风险分层评估	·程序或治疗是有益的或有效的推荐 ·从单个随机试验或非随机试验中得到的有限的证据	·偏重于赞成程序或治疗是有益/有效的推荐 ·单个随机试验或非随机试验得到一些矛盾的证据	·推荐的有益/有效性未很好确立 ·单个随机试验或非随机试验得到很多矛盾的证据	·程序/治疗是非有益/有效的且可能是有害的推荐 ·从单个随机试验或非随机试验的有限的证据

续表

	“治疗效应的大小”			
C级 对非常有限（1～2个）人群进行风险分层评估*	·程序或治疗是有益的或有效的推荐 ·仅为专家意见、病例研究或护理标准	·偏重于赞成程序或治疗是有益/有效的推荐 ·仅为有分歧的专家意见、病例研究或护理标准	·推荐的有益/有效性未很好确立 ·仅为有分歧的专家意见、病例研究或护理标准	·程序/治疗是非有益/有效的且可能是有害的推荐 ·仅为专家意见、病例研究或护理标准
使用的短语	·应该是 ·被推荐的 ·指明的 ·有用/有效/有益的	·合理的 ·可能有用/有效/有益的 ·可能被推荐或指明的	·可以考虑 ·可能是合理的 ·有用/有效/有益性未知/不清/不确定或未很好确立	·不推荐 ·未表明 ·不该使用 ·无用/无效/无益或可能有害的

注：* 关于亚组患者有益或有效的临床试验或记录资料，如性别、年龄、糖尿病史、既往心肌梗死史、心力衰竭病史和服用阿司匹林人群。B级或C级证据水平的建议不意味其证据力度弱。本指南中许多重要的临床问题并非出自相应的临床试验本身。尽管一些随机试验并不需要，但它们对明确的临床检查和治疗过程的叙述仍然是有用或有效的。

表 3　AHA 建议中建议类型和证据水平的定义

Ⅰ类	有证据表明和（或）普遍共识表明该措施或治疗有用、有效
Ⅱ类	关于该措施或治疗的有用性/有效性存在着证据冲突和（或）意见分歧
Ⅱa 类	大多数证据或意见支持该措施或治疗
Ⅱb 类	有用性/有效性未能得到证据或意见的充分证实
Ⅲ类	有证据表明和（或）普遍共识表明该措施或治疗无用/无效，而且某些情况下甚至可能有害
治疗建议	
A 级证据	资料来自于多个随机临床试验
B 级证据	资料来自于单个随机试验或非随机研究
C 级证据	专家共识、病例研究、治疗标准
诊断建议	
A 级证据	资料来自于多个采用参考标准进行盲法评价的前瞻性队列研究
B 级证据	资料来自于一个单独的 A 级研究或者一个或多个病例对照研究或者采用参考标准未进行盲法评价的研究
C 级证据	专家共识

（三）欧洲卒中促进会的推荐和证据分级标准

表 4　诊断和治疗措施的证据分类

	诊断措施的证据分类方案	治疗干预的证据分类方案
Ⅰ类证据	大样本量疑似人群的前瞻性研究，应用“金标准”界定病例。试验采用盲评，保证以恰当的方法正确诊断。	在代表性人群中进行充分有效的、前瞻性随机对照、盲法评价转归的临床试验；或是对在代表性人群中进行的前瞻性随机对照、盲法评价转归的临床试验所进行的充分有效的系统回顾。应满足下列条件： a. 随机化隐藏； b. 明确界定主要转归； c. 明确界定排除/纳入标准； d. 充分保证脱落及交叉的数量足够低以保证偏倚最小；

续表

	诊断措施的证据分类方案	治疗干预的证据分类方案
		e. 显示相关基线特征且各治疗组间基本相当，或者对差异进行恰当的统计学上的调整。
Ⅱ类证据	小样本量疑似人群的前瞻性研究，或设计良好的、与大样本量对照人群相比较，对大规模有确定情况（应用“金标准”界定）人群的回顾性研究。试验采用盲评，保证以恰当的方法正确诊断。	在代表性人群中进行的前瞻性配对组队列研究，盲法评价转归，满足以上 a～e 的标准；或是在代表性人群中进行的随机对照临床试验，不能满足 a～e 中的一个标准。
Ⅲ类证据	回顾性研究提供的证据。研究中无论是情况确定的人群还是对照人群都是小样本量的。试验采用盲评。	所有其他在代表性人群中进行的对照试验（包括定义明确的自然史对照或患者自身对照），其转归评价不依赖于患者的治疗。
Ⅳ类证据	非对照研究、病例组、病例报告或专家观点提供的证据。	非对照研究、病例组、病例报告或专家观点提供的证据。

表 5　建议水平的定义

A 级建议	已确定为有效的/预先的或无效的/预先的诊断措施；或已确定为有效的、无效的或有害的治疗干预；需要至少一个有说服力的Ⅰ类研究或至少两个一致的、有说服力的Ⅱ类研究。
B 级建议	已确定为有效的/预先的或无效的/预先的诊断措施；或已确定为有效的、无效的或有害的治疗干预；需要至少一个有说服力的Ⅱ类研究或有强大说服力的Ⅲ类证据。
C 级建议	已确定为有效的/预先的或无效的/预先的诊断措施；或已确定为有效的、无效的或有害的治疗干预；需要至少两个Ⅲ类研究。
优良临床实践（GCP）	根据指南制定小组的经验，推荐的最佳实践。通常基于Ⅳ类证据，有明显的临床不确定性，这些优良临床实践（GCP）要点对卫生工作者有用。

（四）加拿大阿尔伯塔省卒中策略推荐和证据分级标准

表6　加拿大阿尔伯塔省卒中策略推荐和证据分级标准

Ⅰ类推荐	有证据表明和（或）普遍认同支持该措施或治疗有用、有效。
Ⅱ类推荐	关于该措施或治疗的有用性/有效性存在着证据冲突和（或）意见分歧。
Ⅱa类推荐	大多数证据或意见支持该措施或治疗。
Ⅱb类推荐	有用性/有效性未能得到证据或意见的充分证实。
Ⅲ类推荐	有证据表明和（或）普遍认同认为该措施或治疗无用/无效，而且某些情况下甚至可能有害。
A级证据	从多中心随机临床试验中获得的资料。
B级证据	从单中心随机临床试验或非随机研究中获得的资料。
C级证据	专家建议或个案分析结果。

（五）《澳大利亚卒中患者临床处理指南》推荐和证据分级标准

表7　《澳大利亚卒中患者临床处理指南》推荐和证据分级标准

A	证据可信，可以用来指导实践。
B	证据可信，在多数情况下可用来指导实践。
C	证据一般，应用时应注意。
D	证据弱，应用时需谨慎。
GGP	根据临床经验和专家提出的最佳建议。

表 8 《澳大利亚卒中患者临床处理指南》根据研究问题的类型制定的证据水平

水平	方法	诊断	预后	病因	筛查
Ⅰ	Ⅱ级研究的系统回顾	Ⅱ级研究的系统回顾	Ⅱ级研究的系统回顾	Ⅱ级研究的系统回顾	Ⅱ级研究的系统回顾
Ⅱ	随机对照研究	用下列方法验证准确性：在特定的诊疗场所，参照某一标准，对连续性患者进行的独立、随机、盲法对比研究	前瞻性队列研究	前瞻性队列研究	随机对照研究
Ⅲ-1	非随机对照研究（如交替分配或其他方法）	用下列方法验证准确性：在特定的诊疗场所，参照某一标准，对非连续性患者进行的独立、随机、盲法对比研究	全或无	全或无	非随机对照研究（如交替分配或其他方法）
Ⅲ-2	有同期对照的对比研究： 非随机试验研究； 对列研究； 病例对照研究； 有对照组的干涉时间序列	没有达到Ⅱ级和Ⅲ-1 级证据水平的对照研究	在随机对照试验中对对照组的预后因素进行分析	回顾性对列研究	有同期对照的对比研究： 非随机试验； 对列研究； 病例对照研究

续表

水平	方法	诊断	预后	病因	筛查
Ⅲ-3	没有同期对照的对比研究： 回顾性对照研究； 两个或更多的单项研究； 没有对照的间断研究	诊断性病例对照研究	回顾性对列研究	病例对照研究	没有同期对照的对比研究： 回顾性对照研究； 两个或更多的单项研究
Ⅳ	试验后或试验前/后结局的病例序列	诊断性研究（无参考标准）	病例分析或不同时期的对列研究	横向研究	病例分析

附录 2　常用化验数据及换算

项目	旧制单位参考值	新制单位参考值	换算系数（新→旧）	换算系数（旧→新）
空腹血糖（FPG）	65～110 mg/dl	3.61～6.11 mmol/L	18	0.05551
三酰甘油（甘油三酯）（TG）	50～150 mg/dl	0.56～1.70 mmol/L	88.57	0.01129
胆固醇（TC）	110～220 mg/dl	2.84～5.68 mmol/L	38.67	0.02586
高密度脂蛋白胆固醇（HDL-C）	44～68 mg/dl	1.14～1.76 mmol/L	38.67	0.02586
低密度脂蛋白胆固醇（LDL-C）	80～120 mg/dl	2.10～3.10 mmol/L	38.67	0.02586
钾（K^+）	3.5～5.5 mEq/l	3.5～5.5 mmol/L	1	1
钠（Na^+）	135～145 mEq/l	135～145 mmol/L	1	1
氯（Cl^-）	96～106 mEq/l	96～106 mmol/L	1	1
钙（Ca^{2+}）	8.5～11 mg/dl	2.12～2.75 mmol/L	4.008	0.2495
磷（P）	3～5 mg/dl	0.97～1.62 mmol/L	3.097	0.3229
尿素氮（BUN）	5～20 mg/dl	3.6～14.2 mmol/L	1.401	0.714
肌酐（Cr）	0.5～1.5 mg/dl	44～133 μmol/L	0.01131	88.402
尿酸（UA）	2.5～7.0 mg/dl	150～420 μmol/L	0.0131	59.49

续表

项目	旧制单位参考值	新制单位参考值	换算系数（新→旧）	换算系数（旧→新）
二氧化碳结合力（CO_2CP）	50～62 vol%	22～28 mmol/L	2.226	0.4492
收缩压（SBP）	90～140 mmHg	12.0～18.7 kPa	7.5	0.133
舒张压（DBP）	60～90 mmHg	8.0～12.0 kPa	7.5	0.133
总胆红素（T-Bil）	0.2～1.2 mg/dl	3.4～20 μmol/L	0.05847	17.1
直接胆红素（D-Bil）	0～0.4 mg/dl	0～7 μmol/L	0.05847	17.1
血清总蛋白（TP）	6.0～8.0 g/dl	60～80 g/L	0.1	10
血清白蛋白（ALB）	4.0～5.5 g/dl	40～55 g/L	0.1	10
血清球蛋白（GLO）	2.0～3.0 g/dl	20～30 g/L	0.1	10
谷丙转氨酶（ALT，GPT）	＜120 U（改良金氏法）	0～40 IU/L		
谷草转氨酶（AST，GOT）	＜120 U（改良金氏法）	0～40 IU/L		
碱性磷酸酶（ALP，AKP）		40～160 IU/L		